W0409487

Kolloidales Silber

Werner Kühni Walter von Holst

Kolloidales Silber

Das gesunde Antibiotikum für Mensch und Tier

AT Verlag

Inhalt

Kritische Stimmen meinen, bei einer Langzeitanwendung von höher dosierten kolloidalen Silberpräparaten könnte es zur Kumulation mit Ablagerungen von Silber in der Haut kommen.

Diese Kritiker akzeptieren jedoch gleichzeitig 62 000 Tote pro Jahr durch Nebenwirkung von Medikamenten in Deutschland und über 100 000 Tote in den USA.

Einführung

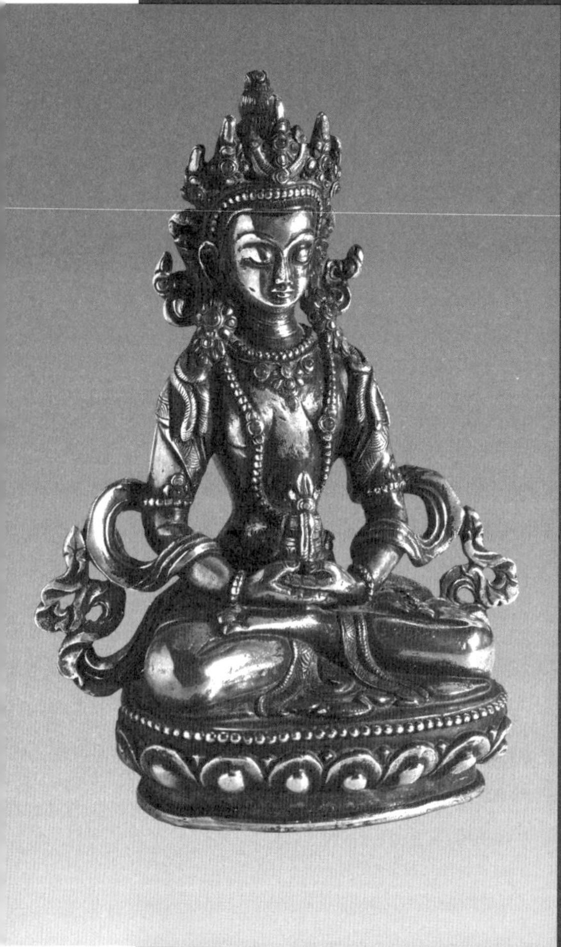

Silber und dessen Sonderform kolloidales Silber hatten im letzten Viertel des 19. und der ersten Hälfte des 20. Jahrhunderts in der Medizin Bedeutung erlangt und wurden erst durch Antibiotika und Kortikoide verdrängt. Mit der zunehmenden Kritik bezüglich der Nebenwirkungen dieser beiden Stoffgruppen kann das Silber wieder den ihm zustehenden Platz im medizinischen Denken und in der Praxis einnehmen. Der Anwendungsbereich des Silbers und insbesondere des kolloidalen Silbers hat sich in den letzten Jahren enorm erweitert, und die Anwendung ist inzwischen so sicher geworden, dass das kolloidale Silber bald einen festen Platz in der medizinischen Praxis einnehmen wird.

Inzwischen gibt es im weltweiten Datennetz Hunderttausende von Seiten, die sich mit dem Thema Silber befassen, doch leider sind viele der Informationen unsicher, ungeordnet und oft auch sachlich falsch. Daher wurde ein fundiertes Buch über die medizinischen Anwendungen des kolloidalen Silbers, das einerseits die gesamte Theorie, aber auch die Praxis verständlich darstellt, notwendig. Dass einige Fragen derzeit nicht abschließend geklärt werden können, soll nicht verschwiegen werden, sondern vielmehr als Anregung für weitere Untersuchungen dienen.

Es gibt sehr viele amerikanische und kanadische Quellen im Internet, in denen Beispiele über die Wirkung von kolloidalem Silber vorgestellt werden. In den USA dürfte es inzwischen etwa 1 Million Menschen geben, die kolloidales Silber mehr oder weniger regelmäßig anwenden. Dazu liegen weitere Berichte aus Australien und Neuseeland, Indien, Japan, Südkorea, Taiwan und Thailand sowie Frankreich, Holland, Italien und Spanien vor.

Silber wird inzwischen immer öfter als natürliches Antibiotikum bezeichnet, was unseres Erachtens jedoch nur einen kleinen Teil seines Wirkspektrums betrifft. Der antibiotische Effekt erklärt zum Beispiel weder die Wirkung auf Viren noch den wundverschließenden und schmerzlindernden Einfluss. Noch viel weniger erklärt er die immer wieder zu beobachtende antidepressive Wirkung der Silberlösung. Kolloidales Silber kann nach einem Ausschleichen von Psychopharmaka in vielen Fällen als weitere Medikation eingesetzt werden.

Ebenso wenig erklärt der antibiotische Effekt, wieso durch die Silberlösung bei Epileptikern die Krampfanfälle und bei Asthmatikern die Akutanfälle seltener auftreten und viel leichter verlaufen.

In den letzten Jahren hat es sich gezeigt, dass kolloidales Silber die Basis einer pragmatischen und systemischen Therapie bilden kann und dass es gerade für das extrem breite Spektrum der Borreliosesymptome (siehe Seite 121f.) einen Ansatz bietet, der bisher von keinem anderen Therapeutikum erreicht wurde.

Weiter hat sich kolloidales Silber als Mittel der Wahl bei einer sinnvollen Krebstherapie gezeigt. Wie weit es als Prophylaktikum gegen Krebserkrankungen sinnvoll ist, muss sich erst noch zeigen.

Auf amerikanischen Facebook- und Internetseiten wird über die Krebsprophylaxe sehr intensiv gepostet. Der Einfluss von Dr. Becker ist hier viel stärker wahrnehmbar.

Dass Silber ein Schlüsselstoff in der Medizin ist, steht außer Zweifel – unser Anliegen ist es, das bereits vorhandene Wissen über Silber aus der antiken Humoralpathologie, der Alchemie, Volksheilkunde, Homöopathie, Anthroposophie und der modernen Schulmedizin in Theorie und Praxis zu verbinden und einer interessierten Öffentlichkeit zur Verfügung zu stellen.

Weiter wird das Phänomen Silber mit all seinen Aspekten unter dem Gesichtspunkt der mineralogischen Steinheilkunde betrachtet. Silber, von jeher im Schatten des Goldes stehend, zeichnet sich vor allen anderen Metallen durch seinen Glanz und seine Unzerstörbarkeit aus. Unter seinem reinigenden Einfluss verschwinden Erreger und viele Störungen.

Seine kulturelle Bedeutung ist vielschichtig. Silber an sich ist ambivalent; schon seit der frühesten Antike fasziniert es weltweit die Forscher und Poeten, ebenso wie es mit seinem negativen Potenzial die Mächtigen und Reichen dieser Welt verführte. Im mythologischen, spirituellen und psychischen Bereich ebenso wie im Märchen steht Silber für Bescheidenheit, Reinheit, Hingabe, Neutralität und Vernunft. Seine meditative Anwendung eröffnet den Zugang zur Spiritualität. Andererseits steht Silber aber auch für Macht, Korruption und Intrige.

Von allen kolloidalen Metallen hat sich das Silber als das am breitesten einsetzbare und sinnvollste Metall erwiesen. Es hat eine ähnliche Wirkung wie kolloidales Gold und Platin, ist jedoch in der praktischen Anwendung beiden Edelmetallen weit überlegen.

Kolloidales Gold und kolloidales Platin zeigen sich nur bedingt einsatzfähig. Kolloidales Gold kann bei verschiedenen psychischen Erkrankungen eingesetzt werden, aber längerfristig eingenommen wirkt kolloidales Silber sehr ähnlich.

Kolloidale Edelmetalle wie Gold, Iridium, Palladium und kolloidales Platin sind nur bedingt einsatzfähig. Kolloidales Gold kann bei verschiedenen psychischen Erkrankungen eingesetzt wer-den. Längerfristig eingenommen wirkt kolloidales Silber aber sehr ähnlich, allerdings zuverlässiger.

Die Treats der verschiedenen Facebookseiten zeigen, wie breit inzwischen der Einsatz des kolloidalen Silbers ist, und die inzwischen weit über 1000 beschriebenen Einzelfälle zeigen, dass dessen Anwendung ziemlich sicher geworden ist.

Ein großes Problem in der Anwendung des kolloidalen Silbers ergibt sich heute daraus, dass die allermeisten Patienten durch die Schulmedizin gewöhnt sind, einfach eine Antibiotika-Tablette einzunehmen oder Cortison gespritzt zu bekommen – und die Symptome verschwinden kurzfristig.

Deshalb erwarten auch viele, dass man einfach kolloidales Silber anstelle von Antibiotika einnimmt und es genauso funktioniert. Dass kolloidales Silber an die Situation angepasst werden muss, ist für viele total unverständlich. Es könnte mit kolloidalem Silber viel mehr erreicht werden, wenn die Patienten etwas mitdenken würden.

Historisches zu Silber

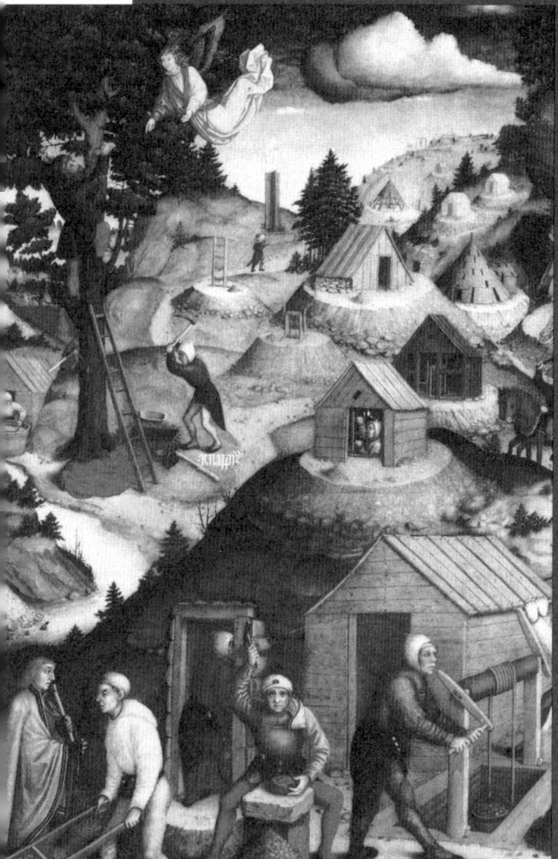

Silber in der Medizingeschichte

Silber ist als Metall seit dem Altertum bekannt. Die ältesten Silberfunde stammen aus dem 4. Jahrtausend v. Chr. Vermutlich wurde Silber erstmals in Ägypten für medizinische Zwecke eingesetzt. Silber wurde in der Medizin der Griechen, Römer, Perser, Inder und Chinesen verwendet. Schriftliche Belege aus dieser Zeit liegen jedoch nicht vor. Es sind jedoch keine Silberanwendungen in den indianischen Hochkulturen der Maya, Azteken oder Inka bekannt.

Der römische Arzt **Plinius** (23–79 n. Chr.) beschreibt in seiner »Pharmacopoeia« die Anwendung von Silber.

Um 950 beschreibt der ägyptische Arzt **Gabir Ibn Haiyan as-Sufi** die Anwendung von Silbernitrat.

Um 1020 beschreibt der persische Arzt **Avicenna** Silberpräparate und auch erstmals die Argyrie.

Um 1100 beschreibt ein chinesischer Arzt Silber als Mittel gegen Entzündungen.

Die mittelalterliche Verwendung von Silber wird weitgehend durch den Einfluss der Antike und die arabische Alchemie bestimmt und konnte sich erst im 16. Jahrhundert durch die von **Paracelsus** (1493–1541) beeinflusste Spagyrik aus dieser Tradition lösen. »Also haben nun auch die alten Philosophen die sieben Metalle mit den sieben Planeten verglichen und diese in Figuren, Bildern und Schriften für jene gesetzt (…) und das haben sie der Magie nach recht getroffen, deshalb wird es noch auf diesen Tag so gehalten« (Paracelsus IV, Seite 335). Aufgrund der Beziehung des Silbers zum Mond und des Quecksilbers zum Merkur setzte Paracelsus verarbeitetes Silberamalgam zum Beispiel in ausleitenden Bädern ein.

Um 1145 schreibt **Hildegard von Bingen** (1098–1179) im Buch *De Generatione Metallorum* über das Silber. Sie versteht Silber entsprechend der antiken Säftelehre als ein starkes Heilmittel bei Verschleimung und Husten. Sie charakterisiert es als scharf und kalt. Im 9. Buch ihrer *Physica (De Generatione Metallorum, Kapitel De Argento)* heißt es: »Das Silber ist kalt, weil es jenen kalten Windhauch hat, der auch die Erde erkalten lässt. Ein Mensch aber, der einen Säfteüberfluss in sich hat und diesen oft auswirft, der mache sehr rein gemachtes Silber im Feuer glühend, und so erhitzt legt er es in guten Wein, und das mache er drei- oder viermal, damit sich dieser Wein davon erhitze, und das trinke er oft abends in nüchternem Zustand, und das vermindert den Säfteüberfluss, das heißt, er schwindet. Denn die Kälte des Silbers ist in seiner Natur stark und vermindert die warmen, kalten und feuchten Säfte durch seine Schärfe mit Hilfe der Hitze des Feuers und mit der Wärme des veränderten Weines, wie bereits gesagt wurde.«

Im 14. Jahrhundert schrieb **Konrad von Megenberg**, Universalgelehrter und Domherr zu Regensburg, in seinem *Buch der Natur* (7. Buch, 2. Kapitel, Seite 478): »Daz silber hat auch die art, daz ez ander geschmeid zusammen loett und ainz auz zwain macht. wenn man es pulvert und mischt mit edlen salben, so hilft ez wider die zaehen fäuhlen in den leib, diu flegma haizt. daz silber ist niht lauter an im silber sam daz golt: ez hat auch die art, wie waz ezan im selber ist, krizt man ain ander dinch da mit, ezswerzt ez. sein schaum haizt scoria ze latein und ist für daz kratzen guot und für den roten fluz auz den afternadern.«

Konrad von Megenberg berichtet von der Wirkung des Silbers bei Stoffwechselschwäche, Juckreiz und Hämorrhoidalbeschwerden, was Hildegards Aussagen widerspruchslos ergänzt.

Um 1530 beschreibt der Arzt **Paracelsus** das »Argentum potabile«, das trinkbare Silber.

Der medizinische Erfolg von Silberpräparaten war bis zur Zeit **Samuel Hahnemanns** nur sehr bescheiden. Seine Einschätzung von Silber als Medikament beschreibt der Begründer der Homöopathie 1798 in seinem *Apothekerlexikon* (2. Band, Seite 216f.), einem der Standardwerke der damaligen Zeit, wie folgt:

»Der Apotheker bedient sich des Blättchensilbers (Argentum foliatum), um aus Luxus die Pillen zuweilen damit zu versilbern, ein Verfahren, wodurch diese ohnehin schon in unserm Magen schwerlösliche Arzneiform nur noch unauflöslicher und unwirksamer wird.«

In allen seinen weiteren Ausführungen beschreibt er zwei Formen des Silbernitrats, denn metallisches Silber wurde vor ihm nicht in der Medizin eingesetzt. Erst 1820 führte Hahnemann Silber als »Argentum metallicum« in dessen kolloidaler Verreibung als »sinnvolles Medikament« erstmals in die medizinische Therapie ein.

Silber in der Volksheilkunde

Immer wieder findet man im Internet die kolportierte Auffassung, dass früher Silbermünzen in die Milch eingelegt wurden, um sie länger haltbar zu machen. In der Literatur der Volksheilkunde habe ich dazu bisher keinen Hinweis gefunden. Also eine hübsche Geschichte, die möglicherweise wahr sein kann, aber keinesfalls »volksheilkundliches« Gut ist.

»Silber hat die Kraft, Dämonen und Krankheiten abzuwehren, wobei durch mehrere Generationen vererbtes Silber hier besondere Dienste tut. Speziell das Tragen von Silberringen hilft als apotropäisches Mittel gegen diverse Krankheiten. Geschabtes Silber, mit verschiedenen Pflanzen vermischt, gilt als Heilmittel gegen Tollwut, Nasenbluten, Wassersucht etc.« (Dr. U. Müller-Kaspar, *Handbuch des Aberglaubens*).

In der europäischen Volksheilkunde lebte die antike Auffassung, vermischt mit einer mittelalterlich beeinflussten Dämonologie, noch bis ins frühe 20. Jahrhundert fort, vor allem im Alpenraum, auf dem Balkan und im Mittelmeergebiet. Noch heute wird das Silber so eingesetzt, wie es bereits von Dioskorides und Konrad von Megenberg beschrieben wurde. Die Anwendung von Paracelsus und den Alchemisten der frühen Neuzeit bekam keinen Zugang in die Volksheilkunde, dazu war deren theoretischer Ansatz zu abstrakt.

Historische Forschung zu Silber als Medizin

1847 veröffentlichte Francesco Selmi in Modena erste Arbeiten zu kolloidalen Metallen und prägte den Begriff: Kolloid-Chemie.

1861 beschrieb der englische Chemiker Thomas Graham (1805–1869) den Unterschied von membranpassierenden Kolloiden gegenüber gefällten, nichtpassierbaren Niederschlägen.

1869 veröffentlichte der Franzose **Gustav Ravelin** eine Arbeit zur antimikrobiellen Wirkung von Silber in niedrigen Dosierungen.

1881 empfahl der Leipziger Gynäkologe Carl Sigmund Franz Crede (1819–1892), der weit verbreiteten Bindehautentzündung bei Neugeborenen, die zur Blindheit führte, durch das Einträufeln von ätzendem Silbernitrat vorzubeugen. Aufgrund des Erfolgs und mangels einer besseren Alternative wurde diese sogenannte Crede-Prophylaxe bei Neugeborenen gesetzlich vorgeschrieben. Ende des 20. Jahrhunderts kam diese Methode in Verruf, wird jedoch heute noch vereinzelt in deutschen Krankenhäusern verwendet.

1893 beschrieb der Wissenschaftler von Nägeli (1871–1938) die Eigenschaft des Silbers mit oligodynamisch, was so viel bedeutet wie »wenig aktiv sein«. Er fand heraus, dass schon Konzentrationen von nur 0,0000001 Prozent Silberionen genügen, um einen in Frischwasser vorkommenden Keim (Spirogyra) abzutöten.

1910 beschrieb Dr. Henry Cook, dass bestimmte kolloidale Metalle sehr effektiv bei der Abtötung von Keimen waren.

1919 schrieb der Amerikaner A. Searle in *The Use of Colloides in Health and Disease*: »Die Keimtötung gewisser Metalle in der kolloidalen Zustandsform ist nachgewiesen worden. Sie brauchen nur am Menschen angewendet werden und das geschah in zahlreichen Fällen mit erstaunlichem Resultat.«

1924 wurde das erste elektro-kolloidale Silber durch elektrische Entladungen unter Wasser produziert.

Dr. Robert Becker untersuchte in den 1970er Jahren die Wirkung von kolloidalem Silber auf elektrochemische Vorgänge im Körper. Er stellte einen Bezug von Silber zu Krebserkrankungen fest.

1976 erschien die Untersuchung von Fumio Shimizu et al., vom Department of Microbiology, Tohoku University, Sendai, Japan, über die Deaktivierung verschiedener Viren durch Silbernitrat-Lösung: *(Specific Inactivation of Herpes Simplex Virus by Silver. Nitrate at Low Concentrations and Biological Activities of the Inactivated Virus)*. Sie lässt nur eine unzulässige Verallgemeinerung auf kolloidales Silber zu.

In der Chirurgie hat Silber seinen Stellenwert zum Beispiel beim Abklemmen von Hirngefäßen oder zum Verschließen von Schädeldachdefekten (Heidenhain-Plastik). Vor allem zu Beginn unseres Jahrhunderts wurde die Wirksamkeit des Silbers intensiv von zahlreichen Wissenschaftlern untersucht, die die Ergebnisse in renommierten Medizinzeitschriften wie *Lancet, Journal of the American Medical Association* und *British Medical Journal* veröffentlichten.

Der Australier Courtenay hat diese beeindruckenden Arbeiten gesammelt und in einem Buch (*The hidden Truth*, Sydney 1997) zusammengefasst. Darin sind auch etliche Mitteilungen über aktuelle Forschungsvorhaben enthalten, die belegen, dass sich die moderne Wissenschaft heute wieder sehr intensiv mit der Wirkung und den Einsatzmöglichkeiten kolloidalen Silbers befasst. Es würde jeden Rahmen sprengen, hier auf alle Details und Ergebnisse eingehen zu wollen.

Silberfunde in der Alten Welt und in der Neuen Welt

Die Gegenüberstellung zeigt eindrucksvoll in welch langer Tradition der Silberabbau in Europa steht und auf welch geringe Erträge man angewiesen war, aber auch, von welchem Interesse die unermesslichen Bodenschätze der neuen Welt waren.

(Die angegebene Menge in Tonnen ist die Gesamtfördermenge in der angegebenen Zeit.)

Alte Welt

BRD/Mansfeld (Sachsen-Anhalt), 1199–1990, 12 000 Tonnen.
BRD/Freiberg (Sachsen), 1168–1969, 5500 Tonnen.
BRD/Oberharz (Niedersachsen), 16. Jahrhundert bis 1992, 4700 Tonnen.

BRD/Rammelsberg (Niedersachsen), 968–1988, 1900 Tonnen.
BRD/Annaberg-Buchholz (Sachsen), 1469–1850, 360 Tonnen.
BRD/St. Andreasberg (Harz), 1521–1910, 320 Tonnen.
BRD/Schneeberg (Sachsen), 1470–1937, 300 Tonnen.
BRD/Marl (Nordrhein-Westfalen), 1906–1962, 250 Tonnen.
BRD/Marienberg (Sachsen), 1520–1900, 210 Tonnen.
BRD/Johanngeorgenstadt (Sachsen), 1662–1937, 110 Tonnen.
BRD/Werlau (Rheinland-Pfalz), 16. Jahrhundert bis 1961, 50 Tonnen.
BRD/Maubach (Nordrhein-Westfahlen), 1956–1969, 50 Tonnen.
BRD/Neubulach (Baden-Württemberg), 12.–14. Jahrhundert, 36 Tonnen.
BRD/Schauinsland (Baden-Württemberg), 1900–1954, 12 Tonnen.
Österreich/Schwaz-Brixlegg (Tirol), 1420–1957, 3000 Tonnen.
Italien/Rerubichi (Tirol), 1539–1843, 100 Tonnen.
Tschechien/Banka Stavnica, 1156–1994, 4000 Tonnen.
Tschechien/Pribram (Böhmen), 1525–1980, 3800 Tonnen.
Tschechien/Kutna Hora, 1290–1800, 2500 Tonnen.
Tschechien/Jachymov, 1515–1846, 700 Tonnen.
Frankreich/Largentiere, 1964–1980, 480 Tonnen.
Frankreich/St. Marie aux Mines, 10. Jahrhundert bis 1940, 300 Tonnen.
Irland/Tynagh, 1965–1974, 280 Tonnen.
Spanien/Cartagena, 1978–1981, 100 Tonnen.
Griechenland/Lavrion, Antike, 3500 Tonnen.
Norwegen/Kongsberg, 1623–1957, 1350 Tonnen.
Schweden/Sala, 1510–1908, 400 Tonnen.
Russland/Smeinogorsk (Altai), 1745–1860, 890 Tonnen.

Neue Welt

Kanada/Cobalt (Ontario), 1903–1973, 18 000 Tonnen.
Kanada/Sullivan Mine, 1900–1953, 5300 Tonnen.
Kanada/Beaverdell, 1896–1991, 1200 Tonnen.
USA/Coeur D'Alene (Idaho), 1884–1992, 33 900 Tonnen.
USA/Butte (Montana), 1880–1983, 22 000 Tonnen.
USA/Park City (Utah), seit 1875, 7800 Tonnen.

USA/Leadville (Colorado), 1859–1963, 7300 Tonnen.
USA/Tonapah (Nevada), 1900–1965, 5400 Tonnen.
USA/Copper County (Michigan), 1844–1979 Tonnen.
USA/Black Hills (South Dakota, 1876–1985, 430 Tonnen.
Mexiko/Pachuca-Real del Monte, seit 1522, 45 000 Tonnen.
Mexiko/Guanajuato, 1558–1990, 34 900 Tonnen.
Mexiko/Zacatecas, 1548–1987, 23 200 Tonnen.
Mexiko/San Dimas, seit dem 18. Jahrhundert, 15 000 Tonnen.
Mexiko/Batopilas (Chihuahua), 1632–1920, 9300 Tonnen.
Bolivien, Cero Rico de Potosi, 1545–1810, 33 000 Tonnen.
Bolivien/Oruro, seit 1595, 8400 Tonnen.
Peru/Arcata District, seit 1964–1989, 1900 Tonnen.
Peru/Hualgayoc, seit 1771, 1500 Tonnen.
Chile/Chanarcillo, 1692–1902, 2300 Tonnen.
Chile/La Coipa, 1992–1994, 1200 Tonnen.
Australien/Broken Hill, 1883–1994, 28 700 Tonnen.

Die imperiale Macht des Habsburger Kaisers und Königs Karl V. umfasste mit Ausnahme von Brasilien ganz Süd- und Mittelamerika und ermöglichte eine immer weiter reichende Kontrolle der Bodenschätze, des Gewürz- und Sklavenhandels. Insbesondere durch die Kolonie in Mexiko wuchs nach 1520 der Silberumlauf in der Alten Welt sprunghaft auf nie gekannte Ausmaße an und machte das spanische Königshaus unglaublich reich. Die Kriege um die Erhaltung der spanischen Macht in Italien und den Niederlanden sowie gegen England wurden mit Silber bezahlt. Im Lauf der folgenden achtzig Jahre führte die immense Geldmenge ironischerweise jedoch durch Inflation und den darauf folgenden Staatsbankrott zum Zusammenbruch der Infrastruktur Spaniens.

Neben den historischen Fundstellen der silberhaltigen Erze wird heute Silber – wie auch Gold – in immer größeren Mengen bei der Wiederverarbeitung von Elektroschrott zurückgewonnen. Der massiv angestiegene Silberpreis der letzten Jahre hat dieses Verfahren erst richtig interessant werden lassen.

Die Silberproduktion 2011 belief sich weltweit auf insgesamt immer noch 23 000 t Silber. Davon Mexiko mit 4 100, China mit 3 700 t, Peru mit 3 410 t, Australien mit 1 730 t, Russland mit 1 350 t, Chile 1 290 t, Bolivien 1 210 t, Polen 1 170 t und die USA mit 1 120. Alle übrigen 72 silberproduzierenden Länder lieferten zusammen nur 4 172 t.

Wissenschaftliche Grundlagen

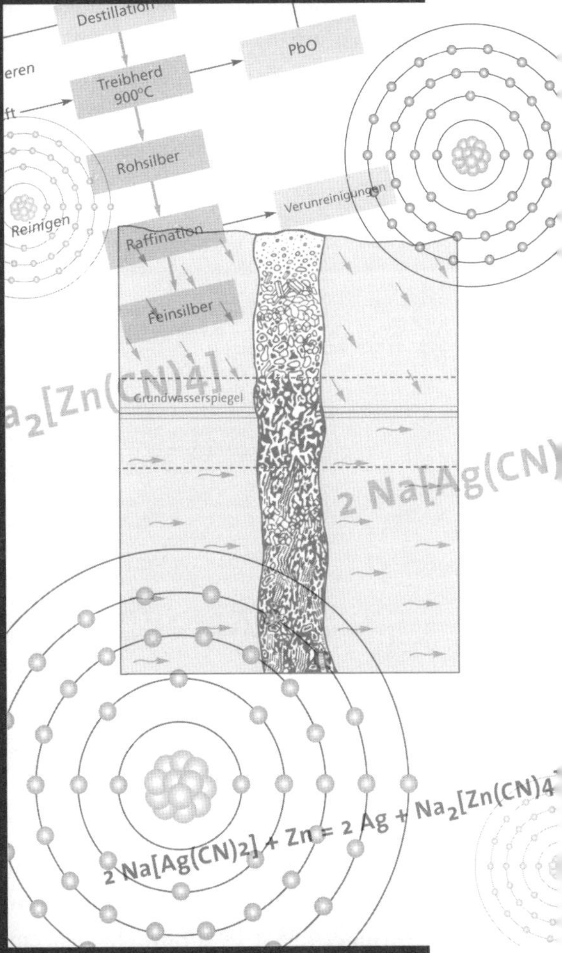

Entstehung im mineralogischen Prozess

Silber entsteht in der Natur

– primär hydrothermal in silberhaltigen Sulfidlagerstätten, insbesondere des Typs der Blei-Silber- und der Wismut-Kobalt-Nickel-Uran-Silber-Formation. Silber kommt dann zusammen mit primären Silber-, Blei-, Zink-, Kobalt-, Nickel- und Uran-Mineralien vor;

– sekundär in der oberflächennahen Oxidationszone des Eisernen Hutes und der Zementationszone silberführender Sulfidlagerstätten als Ausfällung aus Verwitterungslösungen. Silber kommt dann zusammen mit Argentit, Pyrargyrit und Stephanit vor;

– sekundär sedimentär meist fein verteilt, aber auch als Zement oder in Blechen in kupferhaltigen Sandsteinen, sapropelitischen Kupfererzen. Silber ist selten angereichert in Schwermetallseifen zu finden.

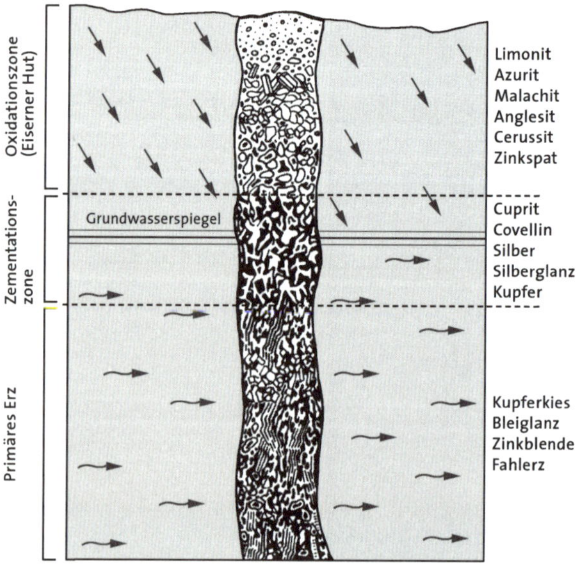

Zementationszone

Bereits ein Silbergehalt von 15–30 Gramm pro Tonne Erz macht heutzutage eine lohnende Aufbereitung möglich. Häufigkeit in der Erdrinde: 1-mal 10^{-4} Gewichtsprozent = 0,1 Gramm pro Tonne und damit etwa 10-mal häufiger als Gold. Im Meerwasser beträgt der Silbergehalt 0,3–10 Milligramm pro Kubikmeter, das entspricht 1/100stel parts per million (ppm).

Silbererze mit über 45 Prozent Silberanteil

Die IMA (International Mineral Administration) erkennt 128 Mineralien als Sibermineralien an, die Silber direkt in ihrem Kristallgitter eingebaut haben. Die wichtigsten mit einem Silbergehalt von über 45 Prozent sind:

Akanthit: Ag_2S, Silbersulfid, schwarz, Metallglanz, Härte: 2–2,5, Dichte: 7,22, Molekulargewicht: 247,8 = 87,06 Prozent Silber.
Argentit: Ag_2S, Silbersulfid, silbergrau, Metallglanz, Härte: 2–2,5, Dichte: 7,2–7,34, Molekulargewicht: 247,8 = 87,06 Prozent Silber.
Dyskrasit: Ag_3Sb, Silberantimonid, silberweiß, Metallglanz, Härte: 3,5–4, Dichte: 9,74, Molekulargewicht: 445,36 = 72,66 Prozent Silber.
Empressit: AgTe, Silbertellurid, fahlbronze, Metallglanz, Härte: 3,5, Dichte: 7,61, Molekulargewicht: 235,47 = 45,81 Prozent Silber.
Eugenit: $Ag_{11}Hg_2$, Silber-Quecksilber, weiß, Härte: 2,5, Dichte: 10,75, Molekulargewicht: 1587,75 = 74,73 Prozent Silber.
Hessit: Ag_2Te, Silbertellurid, schwarz, Metallglanz, Härte: 2–3, Dichte: 8,41, Molekulargewicht: 343,34 = 62,83 Prozent Silber.
Luanheite: Ag_3Hg, Silber-Quecksilber, grau, Härte: 2,5, Dichte: 12,5, Molekulargewicht: 524,20 = 61,73 Prozent Silber.
Naumannite: Ag_2Se, Silberselenid, grauschwarz, Härte: 2,5, Dichte: 7,69–7,79, Molekulargewicht: 294,7 = 73,20 Prozent Silber.

Gewinnung des Silbers

Silber wird selten im Tagebau (zum Beispiel Kidd-Creek-Mine bei Timmins, Ontario/Kanada) oder im Untertagebau (zum Beispiel Sunshine Mine, Idaho/USA) abgebaut.

Bei sehr reichen Erzen, in denen das Silber als Metall vorliegt, wurde Silber auch durch Amalgambildung gewonnen. Das zerkleinerte Erz muss zuerst aufgeschlossen werden und die Silberverbindungen mit Schwermetallchloridlösungen oder durch chlorierende Röstung in Silberchlorid übergeführt werden. Dann wird das Erz mit Quecksilber innig verrührt, wobei Silber und Silberchlorid amalgamiert wird.

Das Silberamalgam wird von überschüssigem Quecksilber durch Filtration befreit. Aus dem Amalgam gewinnt man das Silber durch Destillation, wobei das Quecksilber abdestilliert wird und das Silber als Retortensilber schwammig zurückbleibt und durch eine weitere Raffination im Feinbrennofen vom restlichen Quecksilber gereinigt werden muss.

Aus Silbererzen mit mittlerem Silbergehalt gewinnt man Silber durch Cyanid-Laugerei. Aus dem gelösten Cyanid-Komplex wird Silber durch Ausfällen von Zinkstaub gewonnen, nach der Formel: $2\ Na[Ag(CN)_2] + Zn = 2\ Ag + Na_2[Zn(CN)_4]$. Etwa 5 Prozent des weltweit abgebauten Silbers werden mit diesem in der Praxis oft umweltgefährdenden Verfahren gewonnen.

Silber fällt in erster Linie bei der Bearbeitung silberhaltiger Schwermetallerze an, insbesondere bei der Bleigewinnung. Bleiglanz enthält 0,01–1 Prozent Silber als Silbersulfid, das daraus relativ leicht angereichert werden kann. Die Bleierze werden zunächst angereichert und die Erzkonzentrate hauptsächlich nach dem Röstreduktionsverfahren aufgearbeitet. Man gewinnt dabei ein silberarmes Rohblei, das entsilbert wird. Dabei kommen zwei Verfahren in Betracht:

Nur noch eine geringe Bedeutung hat das sogenannte Pattinsonieren (Pattinson-Verfahren, seit 1833). Heute wendet man die sogenannte Zinkentsilberung (Pakes-Verfahren, seit 1842, siehe Grafik) an: Mit Hilfe flüssigen Zinks wird aus silberhaltigem Blei Silber extrahiert. Die entstehende Silber-Blei-Zink-Legierung mischt sich nicht mit dem flüssigen Blei und schwimmt beim Abkühlen obenauf.

Neben Silber gehen auch Kupfer, Kobalt, Nickel und Gold in das Zink über, die durch Raffination oder Schmelzflusselektrolyse entfernt werden müssen. In das Werkblei wird Zink in mehreren

Portionen eingerührt. Die Menge des Zinkzusatzes richtet sich nach dem Gehalt an Silber und Gold. Das entsilberte Blei enthält immer noch 6–7 Gramm Silber je Tonne Blei, der Zinkschaum besteht im Wesentlichen aus Zink-Blei-Silber-Mischkristallen, mit 6–12 Prozent Silber.

Nach Abdestillation des Zinks aus dem abgeschöpften Zinkschaum bleibt ein stark silberhaltiges Blei zurück. Das restliche Blei und alle anderen unedlen Metalle werden in einem Flammofen durch Überleiten von Luft entfernt, bis die letzte Haut Bleiglätte

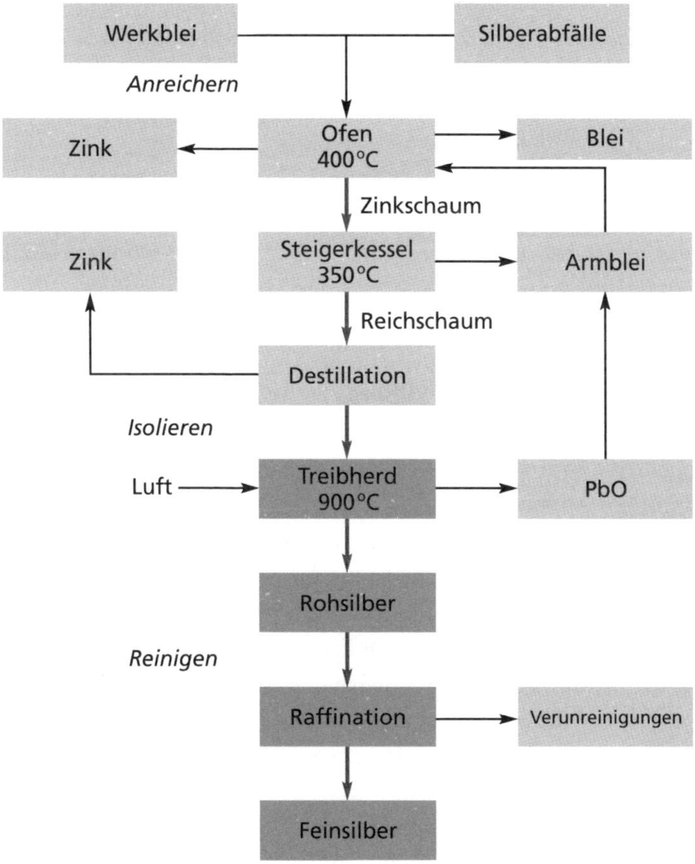

Silbergewinnung aus silberarmen Rohstoffen im Pakes-Verfahren.

reißt und der »Silberblick« sichtbar wird. Das Blicksilber enthält nun mehr als 95 Prozent Silber. Die Reinigung des Rohsilbers erfolgt entweder nach dem Verfahren der Affination, durch Elektrolyse oder durch Verwendung von Ionenaustauscher. Über 80 Prozent des weltweit gewonnenen Silbers werden mit diesem praktisch umweltneutralen, als geschlossenes System funktionierenden Verfahren gewonnen.

Des Weiteren wird Silber aus Tiefseeschlamm gewonnen – wobei die Gewinnung eine kostspielige Sache ist, da der silberhaltige Schlamm vom Meeresboden abgesaugt und auf speziellen Schiffen aufbereitet werden muss.

Silber wird nach der Herstellung von Rohkupfer aus den Anodenschlämmen der elektrolytischen Kupfer-, Nickel- und Bleiraffinationen, durch Schmelzen und elektrolytische Raffination in Silbernitratlösung gewonnen.

Laut einer Studie der Bundesanstalt für Geowissenschaften und Rohstoffe reichen die weltweiten Silberressourcen nur noch 29 Jahre. Allerdings wird auch immer mehr Silber recycelt, wodurch die bekannten Vorkommen geschont werden.

Physik und Chemie des Silbers

Silber (lateinisch *argentum*), chemisches Symbol: Ag, mit 0,000001 Prozent am Aufbau der Erdkruste beteiligt; ein silberglänzendes, polierfähiges Edelmetall der 1. Nebengruppe (der Kupfergruppe), zusammen mit Kupfer und Gold und der 5. Periode des Periodensystems. Natürliche Isotope (in Klammern Häufigkeit in Prozent): 107 (51,84) und 109 (48,16). Wertigkeit +1, +2 und +3. Kernladungszahl 47. Ordnungszahl: 47. Relative Atommasse: 107,87. Atomradius: 1,34 A. Ionenradius: 1,26 A. Verbindungen: meist 1-wertig, (auch 2-wertig). Dichte: 10,49 g/ccm. Schmelzpunkt: 961,9 Grad. Siedepunkt: 2163 (2212) Grad. Mohshärte: 2,7 (weichgeglüht). Linearer Wärmeausdehnungskoeffizient: 19,7. Elektrische Leitfähigkeit: 6,3 mal 107 S/m. Absolute Entropie: bei 25 Grad 42,73 J mal K-1 mal mol-1. Löslichkeit in Wasser: etwa im Verhältnis 1:100 000.

Eine glatte Silberoberfläche ist der beste Reflektor für Licht, mit einem Reflexionsvermögen von 96 Prozent. Silber ist sehr dehnbar und härter als Gold, durch Legierung mit Kupfer wird es härter, ohne den Silberglanz zu verlieren.

Silber ist sehr beständig gegen Luft und Säuren. Silber ist das reaktionsfreudigste Edelmetall und bildet bei Zimmertemperatur mit Kontakt von Schwefelverbindungen unter Einfluss von Sauerstoff leicht zu entfernende braunschwarze sulfidische Beläge –
$2\ Ag + H_2S + \frac{1}{2}\ O_2 = Ag_2S + H_2O$.

Infolge seines »edlen« Charakters wird Silber nur von oxidierenden Säuren (zum Beispiel Salpetersäure, heiße konzentrierte Schwefelsäure) gelöst –
$6\ Ag + 8\ HNO_3 = 6\ AgNO_3 + 2\ NO + 4\ H_2O$.

Elektronenkonfiguration

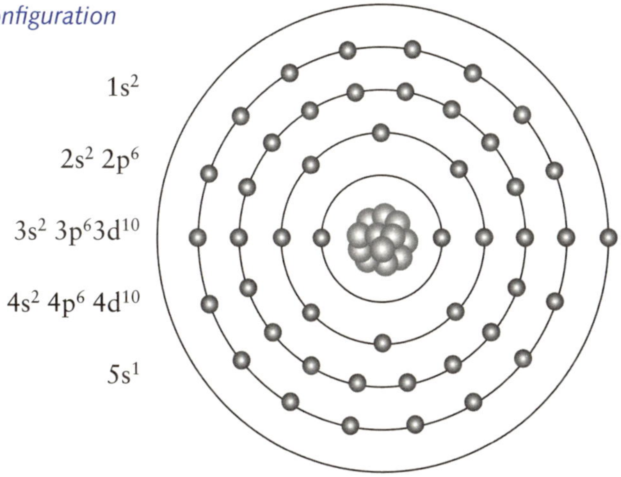

Silber als Atommodell mit Elektronenschalenbesetzung.

Cluster

Die Wirkung des kolloidalen Silbers wird oft über die Größe ihrer Cluster erklärt,

Unter einem Cluster versteht man eine Ansammlung von Atomen, deren Anzahl n zwischen 3 und 50 000 liegt. Aufgrund ihrer geringen Größe haben Cluster Eigenschaften, die von denen eines makroskopischen Festkörpers abweichen.

Cluster werden nach Anzahl der Atome *(n)* eingeteilt:

n = 3–12 Atome *(Mikrocluster)*: Es sind noch alle Bestandteile des Clusters an der Oberfläche. Konzepte und Methoden der Atomphysik und der Oberflächenphysik sind anwendbar und brauchbar.

n = 13–100 Atome *(kleine Cluster)*: Die elektronischen Energieniveaus liegen nahe beieinander, aber für eine Bänderstruktur wie im Festkörper ist die Anzahl der Atome noch zu gering. Der Einbau eines zusätzlichen Atoms kann noch sehr viel ändern. Molekulare Konzepte verlieren ihre Brauchbarkeit. Noch spielt die Oberflächenphysik, wegen des großen Verhältnisses der Oberflächenatome zu Volumenatomen des Clusters, eine sehr wichtige Rolle.

n = 100–1000 Atome *(große Cluster)*: Man beobachtet einen graduellen Übergang zu den Eigenschaften des Festkörpers, wie etwa Übergänge bei Kristallgittern; diese Werte haben eine Schwankungsbreite von 100 Atomen.

n > 1000 Atome *(Nanokristalle)* Einige, aber noch nicht alle Fest-körpereigenschaften haben sich entwickelt. Ab ungefähr 50 000 Atome haben sich die Eigenschaften nun so stark entwickelt, dass man ab dann von einem Festkörper spricht.

Je älter ein Kolloid, desto größer werden deren molekulare Cluster. Ihre Wirkung verändert sich damit.

Physiologie des Silbers

Silber gehört nicht zu den essenziellen Spurenelementen. Jedoch ergaben medizinische Beobachtungen, dass ein Absinken von Silber unter 0,001 Prozent des Körpergewichts Fehlfunktionen des Immunsystems hervorrufen kann. Silber scheint eng mit dem grundlegendsten Lebensprozess verbunden zu sein.

Physiologie: Silber wirkt auch gebunden stark antiseptisch, da die in die Oxidschicht der Metalloberfläche enthaltenen Silberionen in den Mikroorganismen eine blockierende Wirkung auf die Thiolenzyme ausüben. Es erhöht den Zelldruck; lindert Entzündungen,

Bakterien- und Pilzinfektionen; regt Körperflüssigkeiten an und erhöht die Sauerstoffversorgung.

Physiologischer Silberbedarf pro Tag:
0,0014–0,08 mg

Der durchschnittliche Gehalt von Silber im menschlichen Körper beträgt nach Auffassung namhafter Forscher (O. Franneck, Name und Fall dem Autor bekannt) etwa 0,001%, das entspricht bei einem Körpergewicht von 75 kg etwa 750 mg, zum Vergleich: Mangan 20 mg, Selen 15 mg.

Silbergehalt in den menschlichen Organen:

Muskeln:	0,009–0,28 ppm
Knochen:	0,01–0,44 ppm
Leber:	< 0,005 ppm
Niere:	< 0,005 ppm
Blut:	< 0,003 ppm

Zur Toxikologie des Silbers

Silber wirkt in feinstverteilter Form direkt bakterizid, also giftig auf Bakterien, aufgrund der großen reaktiven Oberfläche, die lösliche Silberionen abgibt. Im lebenden Organismus dagegen werden diese Silberionen in der Regel schnell an Schwefel, vor allem aus Eiweiß, gebunden und scheiden daher aus dem Stoffkreislauf als schwer lösliches Silbersulfid mit verminderter Wirkung aus.

2007 schrieb Dr. Gary Connett einen Bericht in der Zeitschrift der Royal Society of Medicine, »Über Fälle möglicher Nephrotoxizität und Neurotoxizität«. Die darin aufgeführten Tierversuche mit Kolloidalem Silber waren jedoch zu diesem Zeitpunkt nicht durch Studien nachgewiesen. (JR Soc Med 2008: 101: S51-S52. DOI 10.1258/jrsm.2008.S18012.)

Dr. Gary Connett hatte darüber spekuliert, dass die Verwendung von Silber zu Schäden an der menschlichen Niere und dem Nervensystem führt, worüber in einzelnen Fallberichten berichtet wurde. Aber diese Spekulation waren offenbar nicht nachgewiesen worden. Silber wurde damals an Tieren getestet, um zu sehen, welche Auswirkungen es auf deren innere Organe hat. Die Studien wurden jedoch nie veröffentlicht. Der Bericht Dr. Gary Connetts wurde immer wieder angeführt, um auf die Gefährlichkeit des kolloidalen Silbers hinzuweisen.

Mit Problemen zu rechnen ist unseres Erachtens erst bei einer Einnahme von 78 bis 372 Liter einer 25-ppm-Lösung kolloidalen Silbers. Das bedeutet, dass bei einer täglichen Einnahme von 100 ml einer 25-ppm-Lösung, was etwa 2,25 mg entspricht, täglich über 50 Monate (= etwa 4 Jahre) – ohne Berücksichtigung der Ausscheidung – eine Konzentration erreicht wäre, die einen Menschen schädigen kann.

Zur Problematik der vieldiskutierten Argyrie

Argyrie ist eine irreversible, schiefergraue oder grau-bläuliche, meist generalisiert auftretende Verfärbung von Haut und Schleimhäuten, die durch Einnahme von Silber hervorgerufen werden kann. Argyrie ist wohlgemerkt lediglich ein kosmetisches Problem. Die Graufärbung der Haut wird durch Licht beeinflusst. Als erste Anzeichen einer Argyrie kann man am Zahnfleisch eine schiefrig-blaue Silberlinie erkennen oder entsprechende Verfärbungen der Lunulae der Fingernägel. Die Argyrose ist die zur Argyrie entsprechende Einlagerung von Silber im Auge.

1986 veröffentlichte die kanadische Regierung eine Warnung zu den Nebenwirkungen der Silberanwendung, mit dem Hinweis auf eine »gefürchtete Agyrie«.

Unsere Internetrecherchen über Fälle von Argyrie brachten viele unterschiedliche Aussagen hinsichtlich Dosierung und Dauer einer Einnahme von kolloidalem Silber. Die Angaben schwanken zwischen 140 ppm über 2 Jahre und 25 ppm über 1 Jahr (vgl. hierzu auch die Kapitel »Dosierung« und »Risiken, Grenzen und Nebenwirkungen«, Seite 128ff. und 131ff.).

Das Blue-Man-Phänomen

Seit Jahren geistert durch die deutsche Presse und Fernsehen die Geschichte des »Blue Man«, der ein selbsthergestelltes Gebräu, aber kein echtes Silber zu sich nahm und dessen Haut sich dadurch blau verfärbte. Diese auf einer Lüge aufgebaute Schauergeschichte wird verwendet, um vor kolloidalem Silber zu warnen, und der beratende Mediziner lügt bewusst, da ihm die wahre Situation bekannt ist. Das nennt man heute »Wissenschaft«.

Zur Geschichte: 2008 machte sich bei dem Kalifornier Paul Karason eine Argyrie bemerkbar. Durch die Einnahme übermäßig hoher (fast toxischer) Dosen von Silbersalzen und Proteinen bildete sich eine dauerhafte Blaufärbung der Haut. Der damals 57 Jahre alte Paul Karason hatte sich diese Silbermixtur zu Hause selbst hergestellt, durch eine Salzlösung und mithilfe eines Elektrolytverfahrens. Diese hochgiftige Mischung hatte sich in seinem Körper angereichert und zur Blaufärbung der Haut geführt.

Paul Karason hatte gegen seine Dermatitis nach eigenen Angaben eine extrem hohe Konzentration der Silbermixtur eingenommen, viel zu hoch und unverständlich oft, weit außerhalb jeglicher therapeutischer Notwendigkeit.

Durch diese unvernünftig hohe Silberdosis ist Karason einer der bisher wenigen bestätigten Fälle von Argyrie in der westlichen Welt. Das zeigt auch wie ungewöhnlich und unwahrscheinlich die Blaufärbung in der Realität ist. Durch Nebenwirkung von Medikamenten sterben allein in Deutschland über 60 000 Menschen jedes Jahr – dagegen stehen weniger als 10 Fälle von Blaufärbung der Haut.

Paul Karason starb 2013 mit 62 Jahren an einem (nicht durch Silber ausgelösten) Herzversagen.

Ich kenne einen weniger spektakulären Fall in Bayern. Ein 79-jähriger Mann nahm über 3 Jahre große Mengen (bis 200 ppm) mit einem selbstgebauten Gerät und normalem Wasser hergestellten kolloidalen Silbers, und seine Haut färbte sich nach über 2 Jahre der Einnahme deutlich metallblau, was vor allem im Sonnenlicht auffiel. Durch die Einnahme der falsch hergestellten Silberflüssigkeit schädigte er seine Nieren und verstarb 2008 82-jährig an einem Nierenversagen.

Klinische Studien

1978 erschien im *Science Digest* ein Artikel von Jim Powell, in dem behauptet wurde, dass kolloidales Silber 650 Krankheitserreger abtöten würde

1988 beobachteten die Forscher an der UCLA Medical Labs, dass kolloidales Silber auf jeden getesteten Virus reagiert.

1991 wurde über eine Entdeckung an der Biochemie-Einheit Upjohn Laboratories berichtet: Unter einer Vielzahl getesteter Metall-Ionen, z.B. Zn^{2+}, Cn^{2+} und Ag^{1+} wurden wirksame Inhibitoren von Renin entdeckt. Kenectic Analyse ergab, dass die Inhibition von Renin durch Ag^{1+} grundsätzlich identisch ist mit jener von Zn^{2+}, mit anderen Worten kompetitiv, bezogen auf das Metall. Silber als ein starker Inhibitor der HIV-Protease wurde hier erstmals erwähnt.

1992 schrieb Dr. James F. Balch in »Prescription for Nutritional Healing« über kolloidales Silber: »Topisch kann es zur Behandlung von Pilzinfektionen der Haut oder Nägel verwendet werden und die Heilung von Verbrennungen, Wunden, Schnittwunden, Hautausschläge und Sonnenbrand verbessern. «

1992 wurde vom Medical Center der Universität Genf, Schweiz publiziert: Metall bindende Proteine sind wichtige Bestandteile von Retroviren wie dem humanen Immunschwächevirus (HIV). Daher konnten Metalle als antivirale Wirkstoffe verwendet werden. Silber ist ein hochaktives antibakterielles Metall mit wenig Toxizität beim Menschen. Silber hat sich auch als ein starker Inhibitor der HIV-Protease gezeigt.

1995 machte die Temple University in Philadelphia unabhängig davon dieselbe Entdeckung, wie Professor Earl E. Henderson erklärte: »Mein Labor hat die Wirkung einer speziellen Formulierung von biotischen Silberprotein auf den menschlichen Immunschwäche-Virus Typ 1 untersucht (HIV-1). Die Ergebnisse des Experiments zeigen, dass die Exposition von HIV-1 bis 1000 ppm einer speziellen Formel von Silber-Protein für eine Stunde bei 37 Grad Celsius infektiöse HIV-1 vollständig eliminiert, gemessen durch Synzytienbildung an SupT 1-Zellen.

1995 veröffentlichte Dr. M.P. Farber: The Micro Silver Bullet.

Dr. Farber hat durch seine jahrelange Arbeit bewiesen, dass Silber ein hochwirksames Therapeutikum ist und es nicht im Körper angereichert wird und vor allem, dass es therapeutisch angewandt nie zu einer Argyrie führt.

Prof. Mariana Henriques (Uni Monho, Portugal) untersuchte die Wirkung von kolloidalem Silber auf Mundsoor, Stomatitis und resistenten (Candida-) Hefepilzerkrankungen.

Forschungen in China und Korea (2000) erwiesen sich bei Escherichia coli und Staphylococcus aureus als sinnvoll, durch Störungen der Zytoplasmamembranen der Bakterien-Zellwände und Hinderung der DNS an der Reproduktion.

(R. Daniels et. al.: Alte Aktivsubstanz in neuem Gewand. Pharmazeutische Zeitung, Ausgabe 16, 2009. Online abrufbar.)

Auszüge aus der medizinischen Literatur

Dr. Reynold Webb Wilcox, M.D., 1900

»Kolloidales Silber hat einen sehr positiven Einfluss und bewirkt oft eine schnelle Heilung bei akuter und chronischer Sepsis und Furunkulose, wenn sekundäre Veränderungen in den lebenswichtigen Organen nicht auftreten.

[Ärzte] haben mit diesem Verfahren Osteomyelitis, phlegmonöse Angina, Furunkulose, Erysipel, sogenannte Gonorrhö und Gelenkrheumatismus usw. behandelt.«

Robert Bartholow, 1908

»Als ein topisches Mittel kann Silber in der chirurgischen Krankheiten, Wunden, Verletzungen, und in Fällen des septischen Zersetzung verwendet werden.

Überall dort, wo Krankheiten – entweder reine oder gemischte Infektionen – durch Staphylokokken, Streptokokken und andere Formen der niederen Organismen verursacht werden, ist dieses Mittel in einem hohen Grad wirksam «.

British Medical Journal, Februar 1917

»Kolloidales Silber wurde erfolgreich bei septischen Bedingungen im Mund darunter Pyorrhea alveolysis, Hals, Ohr, generalisierte Septikämie, Fluor, Blasenentzündung, Keuchhusten und Gürtelrose verwendet.«

Alfred E. Searle, 1919

»Anwenden von kolloidalem Silber wurde in einer großen Anzahl von Fällen an Menschen mit erstaunlich erfolgreichen Ergebnissen durchgeführt... es hat den Vorteil, dass tödliche Mikroben schnell ohne toxische Wirkung auf den Host. Es ist recht stabil. Es schützt Kaninchen vor der zehnfachen tödlichen Dosis von Tetanus- oder Diphtherie-Toxin. «

Dr. Henry Crooks, M.D. 1920

»... kolloidales Silber hat sich bei der Bekämpfung folgender Beschwerden bewährt: Mandelentzündung, Tripper-Bindehautentzündung, Heuschnupfen, pustulöse Ekzeme der Kopfhaut, septische Geschwüre der Beine, Furunkel, chronische Cystiitis, Herpes zoster, weiche Wunden und andere.«

Auszüge aus der chemischen Literatur

Lexikoninstitut Bertelsmann (Hrsg.), *Das große Buch der Technik*, Gütersloh 1961, Seite 794

»In neuerer Zeit wurde die Trinkwasserversilberung als Entkeimungsverfahren entwickelt. Hierbei wird das Wasser in ein Silbergefäß gefüllt, geringe Mengen Silberionen gehen in Lösung, mengenmäßig durch ein Gleichstromgerät gesteuert. Die Silberionen töten die im Wasser befindlichen Keime.«

Römpp, *Chemisches Lexikon*, Stuttgart 1966, Seite 3838
»Dünne, bakterientötende Silberfolien wurden als Wundverbandsmaterial verwendet, desgleichen Silberaerosole, Silberlösungen, silberhaltige Salben, Tabletten und dergleichen als Antiseptikum und Antimykotikum.

Römpp, *Chemisches Lexikon*, 9. Auflage, Stuttgart 1966, Seite 4160 »Silberung: Bezeichnung für die Einführung von Silberspuren in wässrige Systeme, mit dem Ziel, die oligodynamische Eigenschaft von Silber zur Desinfektion und Konservierung, im häufigsten Fall zur Entkeimung von Trinkwasser ausnutzen zu können.

Technisch geht man allgemein so vor, dass man entweder kolloide Dispersionen von metallischem Silber mit einem aktivierenden Edelmetall (Gold) auf Trägerstoffe aufbringt oder mit Hilfe eines schwachen elektrischen Stroms, das in das Wasser eingetauchte Silberelektroden Silberionen erzeugt. Geeignete kolloidale Lösungen können nach dem Cumasina®-Verfahren oder dem Katadyn- oder Argentox®-Verfahren mit Partikelgröße von 7,5 Nanometer hergestellt werden.«

Herstellung der Silberkolloide

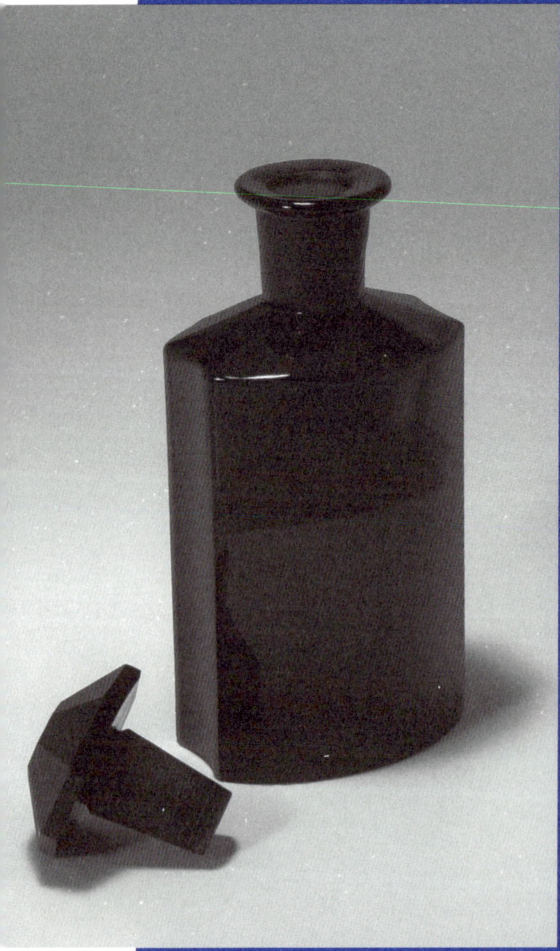

Kolloide und Dispersionskolloide

Kolloidpartikel sind die kleinsten Teilchen, in die Materie zerlegt werden kann, ohne die individuellen Eigenschaften zu verlieren. Die nächste Stufe der Zerkleinerung wäre das Atom selbst. Diese Partikel befinden sich in destilliertem Wasser und tragen eine elektrische Ladung. Da sich gleiche Ladungen abstoßen, halten sie sich gegenseitig in der Schwebe. Kolloide spielen in der Natur eine sehr große Rolle. Alle Lebensvorgänge in einer Zelle, den Bausteinen der Lebewesen, basieren auf kolloidalen Zustandsformen. Weitere Beispiele für Kolloide sind zum Beispiel frisch gepresster Orangensaft, Waschmittel, die Beschichtung von Filmen, aber auch Rauch oder Nebel.

Durch das Zerkleinern in mikroskopisch kleine Teilchen wird die Gesamtoberfläche enorm vergrößert und damit auch die Wirkung. Außerdem wird die Möglichkeit, in den Körper einzudringen und an selbst entlegene Stellen zu gelangen, enorm verbessert. Ganz besonders interessant sind Silberkolloide, da das Edelmetall Silber der beste, natürliche elektrische Leiter ist.

Wissenschaftlich spricht man von einem kolloidalen System, wenn drei Bedingungen erfüllt sind:

1. Es müssen unterschiedliche Bestandteile vorliegen, wie zum Beispiel Silber und Wasser.
2. Die Bestandteile müssen unterschiedlichen Phasen angehören, wie zum Beispiel flüssig/fest oder gasförmig/flüssig.
3. Die Partikel dürfen nicht löslich sein.

Demnach sind Kolloide heterogen, multiphasisch und unlöslich.

Die Teilchengröße liegt typischerweise zwischen 7 und 10 nm. Ein einzelnes Kolloid-Teilchen entspricht etwa einer Atomansammlung von 103 bis 109 Atomen. Das entspricht einer Größe von 1 bis 10 nm. Als Vergleich möge man sich ein rotes Blutkörperchen mit 7,5 µm (7,5 µm = 7500 nm) vorstellen. Das bedeutet, dass ein rotes Blutkörperchen ca. 750 mal größer ist als ein kolloidales Teilchen.

Der Mythos des monoatomischen Silbers

Auf amerikanischen Internetseiten wird immer wieder »monoatomisches Silber« als eine extrem kleine und damit bessere Form des kolloidalen Silbers beschrieben. Auf diesen Seiten wird die Behauptung aufgestellt, dass es gelungen wäre, Silber in einer Clustergröße von jeweils einem Atom herzustellen und diese Clustergröße in der Flüssigkeit stabil zu halten.

Das ist jedoch vollkommener Unsinn, da sich monoatomisches Strukturen nur kurzfristig in *statu nascendi* halten, dann aber sich schon zu immer größeren Molekular-Clustern zusammenballen.

Diesen monoatoischen Clustern werden besondere medizinische Eigenschaften zugeschrieben, die das Mittel nie halten kann.

Der Tyndall-Effekt

Schickt man in einem dunklen Raum einen feinen Lichtstrahl durch eine Flüssigkeit, so zeichnet sich bei Vorliegen eines Kolloids der Lichtstrahl deutlich ab und bildet einen Konus (Faraday-Tyndall-Effekt). Der Effekt entsteht durch Streuung des Lichts in der kolloidalen Lösung; er wird am schönsten sichtbar,m wenn man mit einer Taschenlampe durch ein 1–2 mm großes Loch leuchtet.

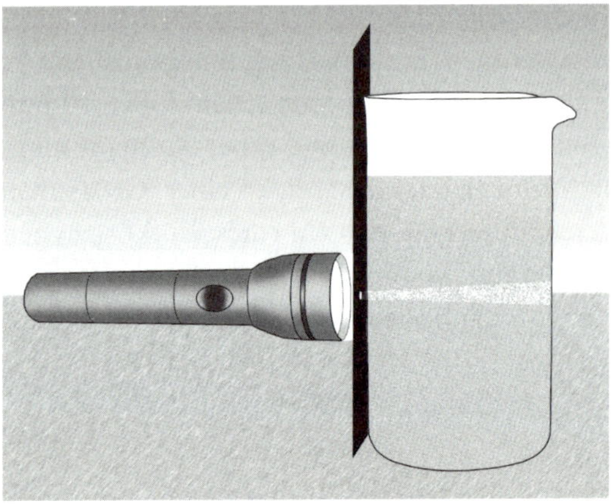

Tyndall-Effekt.

Kolloidales Silber

Kolloidales Silber ist eine spezielle Verwendungsform von Silber. Es wurde medizinisch bis in die erste Hälfte des 20. Jahrhunderts zur Infektionsbekämpfung eingesetzt, als wirksamere Mittel nicht zur Verfügung standen. Das kolloidale Silber wurde mittels eines Lichtbogens unter Wasser hergestellt. Es trat wegen der damals zu hohen Herstellungskosten und den Problemen bei der Qualität und Standardisierung in den Hintergrund.

Kolloidales Silber sind elektrisch geladene Silberteilchen in Wasser. Kolloidales Silber ist eine Dispersion aus dampfdestilliertem, mineralienfreiem Wasser sowie reinstem metallischem Silber, hergestellt durch elektrolytische Abscheidung. An zwei ins Wasser getauchte Silberstäbe wird eine Spannung angelegt, wodurch sich daraus Silberpartikel und Silberionen herauslösen.

Objekte	**Größenordnung**	**(in Angström)**
Silber-Atom	0,175 nm	(1,15 A)
Kolloidale Silber		
Cluster	1–5 nm	(10–50 A)
Viren	20–300 nm	(200–3000 A)
Bakterien	200–80 000 nm	(2000–800 000 A)
Rotes Blutkörperchen	7500 nm	(75 000 A)
Haar (Mensch)	40 000–100 000 nm	400 000–1 Mio. A)
Eizelle	150 000 nm	(1,5 Mio A)

Diese aus nur 10^3–10^6 Silberatomen bestehenden Partikel sind in der Regel zwischen 0,01 und 0,001 Mikrometer klein und machen sich durch einen goldenen oder silbrigen Schleier im Wasser sichtbar. Unabhängig von der Konzentration ist die Partikelgröße jedoch nicht homogen.

Die Silberteile sind elektrisch positiv geladen und stoßen sich gegenseitig im Wasser ab, so dass sie sich in der Schwebe halten und gleichmäßig im Wasser verteilen. Diese abstoßende Bewegung ist als Brownsche Molekularbewegung unter dem Mikroskop sichtbar. Die Konzentration des Silbers liegt zwischen 3 und 50 ppm (parts per million), das heißt 3–50 Milligramm Silber verteilen sich in 1 Liter Wasser.

Durch das Zerkleinern in mikroskopisch kleine Teilchen wird die Gesamtoberfläche um ein Vielfaches vergrößert und damit auch die Wirkung. Außerdem wird auch die Möglichkeit, in den Körper einzudringen und selbst an entlegene Stellen zu gelangen, enorm verbessert.

Mit der Zeit verlieren die Partikel ihre elektrische Ladung, insbesondere durch Lichteinfluss und elektromagnetische Felder. Dadurch lagern sich die kleineren Partikel an größeren Partikeln an.

Herstellung des kolloidalen Silbers

Kolloidales Silber kann durch verschiedene Verfahren hergestellt werden: mechanisch, chemisch und elektrisch.

– Durch mechanisches Zerreiben mit dem Mörser. In der Homöopathie wird nach den Vorschriften Hahnemanns seit 1820 metallisches Silber in einem Mörser mit Milchzucker zerrieben.

– Durch mechanisches Zermahlen in Kolloidmühlen, die nach dem Rotor-/Stator-Prinzip aufgebaut sind. Dabei rotiert der Rotor mit einer Drehzahl von 3000 bis 6000 Umdrehungen/Minute. Die dadurch in der Mahlkammer erzeugten hydraulischen Drücke sowie Prall- und Schneideffekte zerteilen das Mahlgut und verteilen es in der Suspensionsflüssigkeit. Eine einstellbare Spaltbreite zwischen Rotor und Stator dient zur Festlegung der Partikelgröße.

– Mit einem reinen chemischen Verfahren durch Reduktion von Silbersalzen, das aber völlig obsolet ist.

– Früher wurden reine Silberkolloide durch Feinverreibung in der Reibschale hergestellt. Dieses Verfahren wird noch heute in der Homöopathie verwendet, wobei eine homöopathische Verreibung je Potenzschritt bis zu vier Stunden dauern kann. Dieses Pulverkolloid kann jedoch nicht mit einer durch elektrische Abscheidung hergestellten Kolloidlösung gleichgestellt werden.

Elektrolytisch kann kolloidales Silber über zwei verschiedene Verfahren hergestellt werden: entweder durch Abscheiden an Lichtbogen unter Wasser bei einer hohen Voltzahl oder durch ein elektrogalvanisches Verfahren bei Niederspannung (Niedervolt).

Heute wird kolloidales Silber elektrolytisch mit Umkehrosmosewasser oder besser mit dampfdestilliertem Wasser im erwärmten Zustand hergestellt. Die Konzentration des entstehenden kolloidalen Silbers hängt dabei wesentlich von der Leitfähigkeit des Wassers, der Zeit, der Wassertemperatur, dem Abstand der Elektroden zueinander, der Elektrodenstärke und der angelegten elektrischen Spannung ab. Sinnvoll ist es deshalb, standardisierte Geräte zu verwenden, die es erlauben, die Konzentration des kolloidalen Silbers zuverlässig einzustellen.

Man benötigt für eine elektrische Abscheidung eine Gleichstromquelle und zwei Silberelektroden reinsten 99,99-Silbers, mit einer Halterung zum Aufsetzen auf ein Becherglas. Metallbehälter sind dafür ungeeignet, da einerseits das Metall das Wasser verunreinigen kann; andererseits schlägt sich das kolloidale Silber an der Gefäßwand nieder, sie wird »versilbert«.

Als ideal hat sich inzwischen eine Gleichstromquelle von etwa 24 Volt erwiesen. Je niedriger der Stromfluss ist, desto länger dauert der Prozess und desto unsicherer ist die Qualität des entstehenden kolloidalen Silbers. Von einem Batteriebetrieb mit 9 Volt raten wir entschieden ab.

Bei Gleichstrom wandern von der Anode Ionen bzw. Kolloidteilchen ins Wasser, das Wasser wird mit zunehmender Konzentration zuerst gelblich, dann golden schimmernd getrübt. An der Kathode wird ein Gas abgeschieden, an der Anode bildet sich der sogenannte Anodenschlamm. Nach Abnehmen der Halterung muss diese schwarze Schicht mit einem weichen Tuch abgewischt werden. Die Silber abscheidende Elektrode wird unmerklich dünner. Je nach Bedingung erzeugt dieses Verfahren in einem Zeitraum von 10 bis 50 Minuten 200 ml kolloidales Silber mit einer Konzentration von zirka 3 bis 50 ppm (parts per million) in dampfdestilliertem Wasser. Durch Erwärmung des Wassers auf zirka 60 bis 85 Grad wird der Vorgang beschleunigt und die Qualität erheblich verbessert.

Allen zuverlässigen Geräten liegt eine Tabelle bei, aus der hervorgeht, in welchem Zeitraum man welche Menge an kolloidalem

Silber mit welcher Konzentration herstellen kann. Diese Angaben weichen natürlich bei den verschiedenen Geräten voneinander ab.

Je nach Herstellungsbedingungen schwanken auch die Konzentrationen der Silberpartikel, die Partikelgröße und die Zusammenballung des schwebenden Kolloids. Die Partikelgröße ist nur sehr aufwendig mit Hilfe des Elektronenmikroskops zu ermitteln. Oft jedoch sind die Partikel erst ab einer bestimmten Größe zu messen. Dadurch können Untersuchungen zu unterschiedlichen Ergebnissen kommen, je nachdem, wann die Untersuchung durchgeführt wurde.

In einer kolloidalen Flüssigkeit bewegen sich die Kolloide mehr oder weniger leicht; je größer die Partikel sind, desto mehr macht sich die Schwerkraft bemerkbar; die Partikel sedimentieren nach unten.

Zur Herstellung von kolloidalem Silber mit Standardgeräten ist heute die Heißwassermethode das sicherste und beste Herstellungsverfahren. Dabei wird mit Hilfe von Gleichstrom aus einem Transformator über reine Silberelektroden das kolloidale Silber hergestellt.

In einem feuerfesten Glas- oder Porzellangefäß bringt man Wasser zum Kochen und lässt es anschließend etwa 10 Minuten abkühlen. Töpfe aus Edelstahl oder gar aus Aluminium, Eisen oder Guss sind nicht zu empfehlen; sie geben zu viele Metallpartikel an das Wasser ab.

Danach wird das Wasser in ein Glasgefäß umgefüllt, dessen Öffnung so klein ist, dass das Gerät über die Öffnung gelegt werden kann, ohne ins Wasser zu fallen. Die Füllhöhe sollte etwa 2 cm unter dem oberen Rand liegen, damit die Silberstäbe so weit wie möglich in das Wasser eintauchen.

Das Gerät wird nun eingeschaltet, indem der Transformator in die Steckdose gesteckt wird. Mit Beginn des Stromflusses leuchtet am Silbergenerator eine entsprechende Leuchte auf, die den Beginn der elektrischen Abscheidung anzeigt. Die Betriebsdauer richtet sich nach dem Gerät und der gewünschten Konzentration.

Ist der Herstellungsprozess abgeschlossen, zieht man zunächst den Netzstecker heraus, entfernt dann den Silbergenerator und füllt anschließend das Silberkolloid über einen Glastrichter in eine Fla-

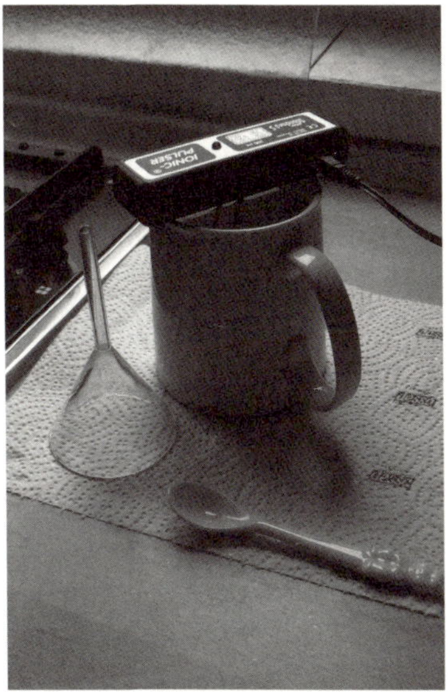

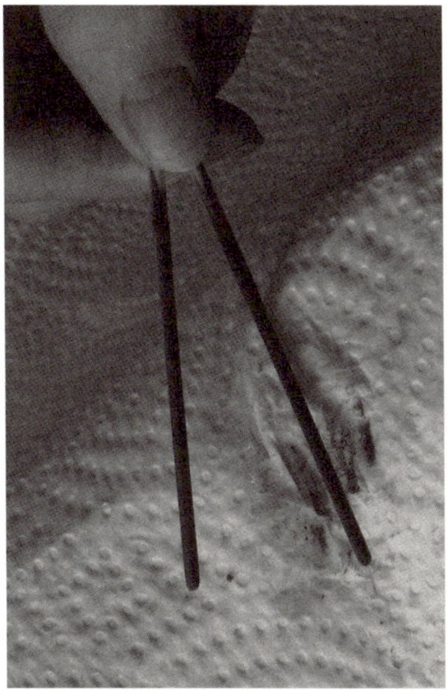

sche aus Braun- oder Violettglas um. Die Herstellung muss nicht, wie manchmal behauptet, unter Luftabschluss stattfinden. Gegenüber Luft, die über der Flüssigkeit steht, ist das kolloidale Silber weitgehend stabil.

Reinheit der Silberelektroden

Silberelektroden werden in Deutschland in verschiedenen Reinheitsgraden angeboten: 99,99 sowie 99,999 und 1000/1000. Diese Zahlen geben den reinen Silbergehalt der Elektrode in % an.

Der fehlende Rest, von 0,01% setzt sich aus den natürlichen Begleitmetallen der Silbererze, wie Kupfer, Nickel, Silizium, Blei, Aluminium, Cadmium (in absteigender Menge) usw. zusammen.

Eigentlich würde die Reinheit von 99,99% ausreichen, was dem »Silber für den medizinischen Gebrauch« entspricht.

Der von manchen Firmen beworbene Reinheitsgrad des Silbers von 99,999% ist vollkommen überzogen und argumentiert nur mit den Ängsten der Anwender. Ebenso trifft das auf die »Vorteile« der

1000/1000 Silberelektroden zu. Technisch ist die Reinheit von 1000/1000 nicht ohne weiteres möglich, entspricht aber der speziellen Handelsbezeichnung für Münzprägungen von 99,999%.

Dadurch wäre es (theoretisch) auch möglich, reine Silbermünzen mit einem Silbergehalt von 99,99 als »Elektrodenersatz« zu verwenden. Münzen unter diesem Reinheitsgrad sind vollkommen unbrauchbar zu Herstellung des kolloidalen Silbers.

Wasserqualität

Einige Anleitungen von Apparaten zur Herstellung von kolloidalem Silber, die von 9-Volt-Blockbatterien versorgt werden, gehen von stark leitfähigem Quellwasser oder gar Leitungswasser aus, manche empfehlen sogar, Kochsalz beizugeben. Natürlich benötigt Wasser für einen Stromdurchgang eine gewisse Leitfähigkeit. Normalerweise sorgen dafür die in ihm enthaltenen Mineralien und Salze, die in einer Konzentration von 2000–3000 ppm vorliegen. Da jedoch Carbonate, Chloride und Sulfate mit Silber unlösliche Verbindungen eingehen, werden diese als Trübung aus der Lösung ausgefällt. So entstehen Silbersalze, aber keineswegs kolloidales Silber. Nicht nur aus diesem Grund kommt Leitungswasser zur Silberherstellung nicht in Frage. Dem Leitungswasser wird zusätzlich zur Entkeimung Ozon oder Chlor beigesetzt.

Üblicherweise haben viele Quellwässer auf Grund ihres hohen Carbonat-, Bicarbonat-, Chlorid- und Sulfatgehalts eine Leitfähigkeit von 600 bis über 800 mikroSiemens – zu hoch für kolloidales Silber.

Für zuverlässigere Ergebnisse sollte Umkehrosmosewasser verwendet werden, das nur eine Leitfähigkeit von 20 bis 5 mikroSiemens hat. Beim entmineralisierten Wasser, zum Beispiel aus der Apotheke, wird das Wasser mittels Kunstharzen gefiltert, was zu brauchbaren Ergebnissen führt. Das industriell gewonnene »destillierte Wasser« nach VED 0510 kann unserer Erfahrung nach ebenso verwendet werden.

Viele Firmen, die osmotisch hergestelltes Wasser nach VED 0510 produzieren, bezeichnen dies als doppeldestilliertes Wasser, was aber nur eine reine Werbeaussage darstellt.

Vollkommen untauglich ist das für die »Baby-Ernährung« angebotene umkehrosmotische Wasser von Humana, das einen Restsalzgehalt von über 25 ppm enthält.

Ungeeignet ist die Entmineralisation durch Ionenaustausch, bei der dem Wasser entweder Kationen oder Anionen entzogen und stets durch andere Ionen ersetzt werden. So entscheidet auch die Stromversorgung des Geräts und die Wärme des Wassers darüber, mit welcher Art Wasser kolloidales Silber herstellbar ist. Je höher die an den Elektroden anliegende Spannung ist, desto besser gelingt die Herstellung kolloidalen Silbers aus hochreinem Wasser, und desto wirkungsvoller ist die Lösung.

Qualitätskriterien für kolloidales Silber

Wird kolloidales Silber korrekt mit einem standardisierten Generator hergestellt, und erfüllt man immer die gleichen Herstellungsbedingungen, so erhält man neben der zuverlässigen Konzentration auch besonders kleine Partikel reinen kolloidalen Silbers. Die ppm-Zahl sollte bekannt sein. Es lohnt sich, verschiedene Konzentrationen zwischen 5 und 50 ppm an sich selbst auszuprobieren. Im Einzelfall kann eine Konzentration von 5 bis 10 ppm wirkungsgleich sein mit einer Konzentration von 20 bis 30 ppm.

Bei der Lagerung des kolloidalen Silbers ist darauf zu achten, dass es gleichmäßig kühl und ohne große Temperaturschwankungen gelagert wird. Absolut ungeeignet dafür ist aufgrund der elektrischen und magnetischen Felder der Kühlschrank. Die ideale Lagertemperatur liegt bei etwa 15 bis 20 Grad. Weiter sollte das kolloidale Silber lichtgeschützt, am besten in einer dunklen Glasflasche aufbewahrt werden. Licht oxidiert kolloidales Silber schnell zu wirkungslosem Silberoxid. Metall und Plastik lassen das kolloidale Silber sehr schnell abscheiden, auch die Elektrostatik beeinflusst es zu sehr. Daher sind Flaschen mit Plastikverschluss aufrecht zu lagern, und ein allenfalls vorhandener Sprühaufsatz ist nach Gebrauch zu entfernen; außerdem sollte die Einnahme aus einem Glas erfolgen.

Je älter das kolloidale Silber ist, umso schwächer, je frischer, umso stärker ist seine physiologische Wirkung, was vermutlich mit der Partikelgröße zusammenhängt. Ideal für eine Behandlung ist frisch hergestelltes Silber. Dies gilt insbesondere beim Einsatz des kolloidalen Silbers zur Behandlung von Borreliose, speziell Neuroborreliose, denn nur sehr kleine Kolloidpartikel sind in der Lage die Blut-Liquor-Schranke des Gehirns zu durchdringen. Bei Darmproblemen etwa liegen jedoch auch positive Erfahrungen mit über fünf Monate alten Lösungen vor.

Einige Firmen geben die Haltbarkeit ihrer kolloidalen Silberlösung mit über einem Jahr an. Diese physikalische Auffälligkeit wird durch die Herstellung mit einer besonderen Apparatur erklärt, deren Prinzip der Geheimhaltung unterliegt.

Angeblich wäre das damit hergestellte kolloidale Silber in der Lage, durch seine »Größe« die Sedimentation zu verhindern. Diese Aussage muss erst mal so stehen bleiben. Mit dem Tyndall-Effekt kann man zwar ein Kolloid nachweisen, nicht jedoch wie stark es noch ist.

Da das kolloidale Silber bei fachgerechter Lagerung drei bis vier Monate seine Wirkung behält, kann es auch in Apotheken, Reformhäusern oder Bioläden gekauft werden, wo es aus rechtlichen Gründen meist als Pflanzenschutzmittel angeboten wird.

Die meisten Thesen in den Werbeseiten der Firmen, die kolloidales Silber verkaufen, sind rein hypothetische »Verkaufsargumente«, ohne gesicherte Belege, die aber meist den Verkaufsargumenten anderer Firmen widersprechen.

Manches davon ist offensichtlich falsch, wird aber durch nach mehrfachem Abschreiben durch Wiederholung irgendwann zur »Wahrheit«.

Medizinische Anwendungen

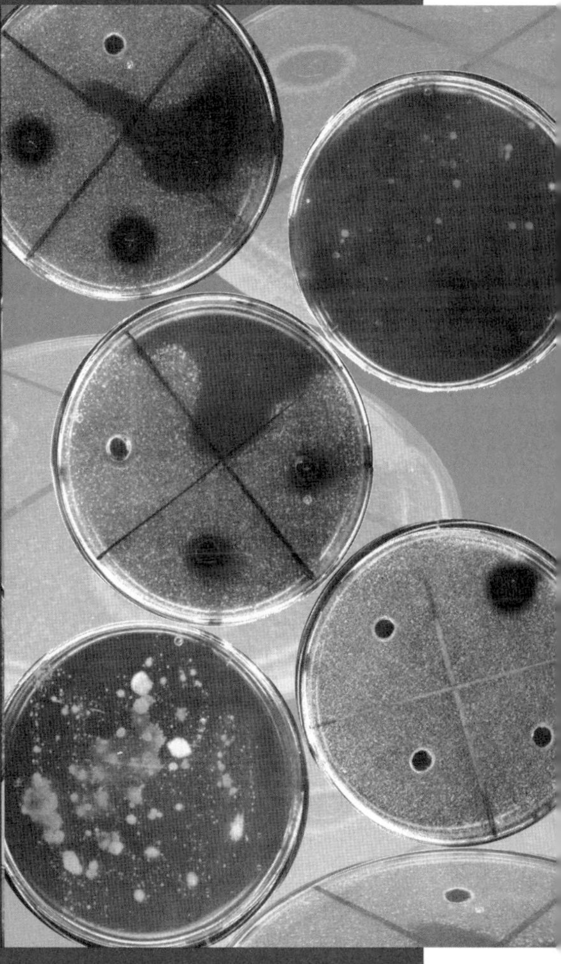

Wirkungsprinzip

Kolloidales Silber wirkt wie ein Breitspektrum-Antibiotikum und tötet alle einzelligen Parasiten, also Bakterien, Viren und Pilze, in kürzester Zeit ab. Es soll gegen etwa 650 verschiedene Krankheitserreger wirksam sein. Die winzigen Silbermoleküle dringen in einzellige Bakterien ein und blockieren dort ein für die Sauerstoffgewinnung zuständiges Enzym. Der Stoffwechsel der Parasiten kommt zum Erliegen, und sie sterben ab. Erfahrungsgemäß werden intakte Hautzellen und gesundheitsfördernde Bakterien bei der Behandlung mit kolloidalem Silber nicht geschädigt, wobei hierfür noch keine überzeugende Erklärung vorliegt. Unterstützend können jedoch während und nach einer oralen Silberkur Mittel zum Aufbau der Darmflora eingenommen werden. Dazu ist am besten der indische Flohsamen (ganze Körner) geeignet, den man mindestens 1 Stunde in Wasser quellen lassen muss. Damit kann man die ursprüngliche Darmflora wieder aufbauen, unabhängig davon, ob das kolloidale Silber oder Prozesse zuvor diese geschädigt haben. Ein weiterer Vorteil von kolloidalem Silber ist, dass Krankheitserreger daegen nicht resistent werden können.

- Kolloidales Silber tötet Viren vermutlich über die Bildung von DNS- und/oder RNA-Silberkomplexen oder Zerstörung der Nukleinsäuren ab;
- es tötet Einzeller, Plasmodien und Pilze einschließlich deren Sporen ab und greift Würmer an, vielleicht über eine Hemmung der Phosphataufnahme und Veränderung der Durchlässigkeit der Zellmembran;
- es hemmt das Enzym Phosphomannoseisomerase bei Hefepilzen;
- es unterdrückt die Histamin- und Prostaglandinausschüttung bei allergischen und entzündlichen Reaktionen;
- es puffert überschießende Reaktionen des Immunsystems ab und lindert somit allergische und entzündliche Erscheinungen;
- es wirkt zusammenziehend auf die Wundoberfläche bei offenen Wunden und beschleunigt das Abheilen erheblich. Die Haut bleibt elastisch und reißt an mechanisch belasteten Stellen weniger ein;
- es reagiert im Körper wie ein freies Radikal und bindet überschüssige Elektronen; so unterstützt es die Entgiftung bei Schwermetallbelastung.

Leider werden in der kommerziellen Definition von kolloidalem Silber meist alle silberhaltigen Flüssigkeiten, die zu Heilzwecken eingesetzt werden, mit einbezogen, wie etwa Silbersalze und Silberproteine. Dieser Umstand erschwert die konkrete Auseinandersetzung mit kolloidalem Silber; gerade die unsachlichen Diskussionen im Internet vermischen diese Tatsache oft absichtlich.

Kolloidales Silber ist in der Lage, Krankheitserreger wie Viren, Bakterien, Einzeller und Pilze in vitro abzutöten. Es ist kein Bakterium bekannt, das nicht durch kolloidales Silber innerhalb von 6 Minuten eliminiert wird, bei einer Konzentration von nur 5 ppm pro Liter. Nach Dr. Robert O. Becker, MD, sterben auch alle pathogenen Mikroorganismen, die bereits gegen Antibiotika immun sind, durch Verabreichung von kolloidalem Silber ab.

Der oligodynamische Effekt

Kolloidales Silber zeigt eine antimikrobielle Wirkung und inaktiviert bereits in kleinen Konzentrationen die meisten Bakterien und Pilze. Wirksam sind dabei die Silberkationen, die stets in kleinsten Mengen aus elementarem Silber freigesetzt werden und den Stoffwechsel von Mikroorganismen hemmen. Die Hemmung wirkt vor allem auf schwefelhaltige Gruppen bestimmter Aminosäuren und Proteine, welche dadurch inaktiviert werden.

Dieser als oligodynamischer Effekt bezeichnete Wirkmechanismus ist nicht nur bei Silber, sondern auch bei anderen Metallen wie Quecksilber, Kupfer und seinen Legierungen Messing und Bronze, Zinn, Eisen, Blei, Bismut, Gold und Osmium anzutreffen.

Bei 17 Metallen wurde bisher dieser Effekt festgestellt. In absteigender Reihenfolge sind die wichtigsten: Kupfer und seine Legierungen Messing und Bronze, Silber, Zinn, Eisen, Blei und Gold.

(Müller, H.E. (1985): *Untersuchungen zur oligodynamischen Wirkung von 17 verschiedenen Metallen auf Bacillus subtilis, Enterobacteriaceae, Legionellaceae, Mocrococcae und Pseudomonas aeruginosa. In: Zentralblatt für Bakteriologie, Mikrobiologie und Hygiene (B)*. Bd. 182, Nr. 1, S. 95-101.)

Der Schweizer Botaniker Carl Wilhelm von Nägeli (1817-1891) entdeckte den oligodynamischen Effekt: Von Natur aus haben einige Metalle schon in winzigsten Mengen eine hohe antiseptische Wirkung auf fast alle Bakterien, Pilze und andere Krankheitskeime.

Silber ist davon das antiseptisch wirksamste, das aber gleichzeitig keinen Einfluss auf die höher entwickelten Zellen von Menschen und Tieren hat.

Die Fähigkeit, gleichzeitig an verschiedenen Stellen im Zellstoffwechsel anzugreifen, erklärt das breite antimikrobielle Wirkspektrum von Silber und Silberverbindungen.

Die starke antimikrobielle Wirksamkeit von kolloidalem Silber wird mit dessen Fähigkeit in Verbindung gebracht, Zellwände und Zellmembranen durchdringen zu können und im Zellinnern zu wirken. In vitro wirkt kolloidales Silber auch gegen Viren, indem sich Silberpartikel an deren Oberfläche binden und die Bindung der Viren an Wirtszellen unterdrücken.

Silber als Anregungsmittel zur Stammzellenbildung

Sobald im Blutstrom ausreichende Silberionen vorhanden sind, ist der Körper zur Bildung von Stammzellen fähig, und zwar in der notwendigen Menge und an der exakten Stelle, an der sie gebraucht werden. (M.-L. Robey)

Seit einiger Zeit ist der Einsatz von kolloidalem Silber zur Bildung von Stammzellen im Gespräch, was in Diskussionen mit Schulmedizinern immer wieder zu harten Auseinandersetzungen führt. Denn normalerweise kann (nach heutigen medizinischen Erkenntnissen) aus einer Zelle durch Teilung nur die gleiche Zellart wieder entstehen. Eine Leberzelle kann somit nur eine Leberzelle bilden und zwar nur eine mit der gleichen physiologischen Funktion, nicht aber eine Leberzelle mit einer anderen Funktion. Eine Stammzelle ohne Festlegung der Funktion kann sich jedoch zur Knochen-, Nieren-, Herz- auch Hautzelle oder jeder anderen Gewebeart entwickeln.

Stammzellen tragen die eigene DNS jedes Menschen. Die eigenen Stammzellen eines Menschen sind damit für ihn immer noch der idealste Reparaturmechanismus und eigene Stammzellen brauchen im Gegensatz zu gespendeten fremden Stammzellen keine zusätzliche Unterdrückung der Immunreaktion gegen diese Fremdkörper.

In der klassischen Medizin setzt man die (meist gespendeten) Stammzellen z.B. bei Leukämie, Lymphomen, Lähmungen nach Wirbelsäulenverletzungen, bei Multipler Sklerose sowie Parkinson mit unterschiedlichem Erfolg ein.

Die Schwierigkeit der Anwendung besteht darin, dass das Immunsystem des Körpers diese fremden Stammzellen nicht akzeptiert und normalerweise sofort damit beginnt, dagegen anzukämpfen. Dies muss durch eine massive Unterdrückung des Immunsystems unterbunden werden, teilweise sogar ein Leben lang. Das heißt, der Einsatz gespendeter fremder Stammzellen kann eine lebenslange Daueranwendung immununterdrückender Medikamente bedeuten,

Kann der Körper jedoch mit Silber eigene Stammzellen bilden, würde das bedeuten, dass eine Immununterdrückung (Immunsuppression) nicht notwendig wäre. Der amerikanische Chirurg Dr. R. O. Becker behauptete, mit kolloidalem Silber könne der Körper genau die notwendige Menge von Stammzellen erzeugen, die er für seine Reparaturen braucht.

Der menschliche Körper kann normalerweise ohne die Hilfe seiner Stammzellen nur eine beschränkte Defektheilung durchführen. Neues Gewebe wird dabei aus bereits existierendem Gewebe derselben Art hergestellt. Je mehr Gewebe aber zuvor zerstört wurde, desto weniger kann der Körper das heilende Gewebe wieder herstellen. Er ist somit gezwungen, auf bestehende Restzellen zurückzugreifen, unabhängig von deren Qualität.

Bei einer Hautverletzung beispielsweise muss die Wunde von außen nach innen heilen. Wo eine »normale Wundheilung« nicht mehr möglich ist (vor allem bei großflächigen Verletzungen), entsteht dabei »defektes« Narbengewebe, bestehend aus deformierten Restzellen, die genauso deformiert nachgebildet werden wie ihr Vorbild. Aus diesem Grund bleibt normalerweise auch für immer eine erkennbare Narbe bestehen.

Dr. med. Robert O. Becker brachte 1980 in seinem Buch: »The Body Electric« erstmals den Gedanken ein, kolloidales Silber sei in der Lage, Stammzellen im Körper zu bilden und dadurch auch echte Heilungen und nicht nur Defektheilungen durchzuführen. Becker experimentierte zuvor viele Jahre mit kolloidalen Metallen, vor allem mit Gold, Platin, Silber und Titan. Die mit kolloidalem Silber erreichten physiologischen Effekte waren den Wirkungen der anderen Metalle weit überlegen.

Becker stellte dabei erstmals die These auf, »dass der Körper, sobald er über ausreichende Silberionen verfügt, alle notwendigen Stammzellen selbst erzeugen kann, die er benötigt.«

Diese Auffassung wird inzwischen von mehreren Alternativmedizinern geteilt, nicht nur in Amerika. Sollte Beckers These zutreffen, wäre ein nichtpatentierbares Verfahren vorhanden, um Stammzellen herzustellen und diese dem menschlichen (oder tierischen) Körper zur Verfügung zu stellen. Damit wäre aber auch der denkbare Einsatz von kolloidalem Silber über ein viel weiteres Gebiet der Medizin möglich.

Dr. med. Gary Smith schrieb dazu »Der Erfolg [einer Krebsbehandlung] hängt vom Silberniveau im Körper des Patienten ab. Ist Silber vorhanden, entdifferenzieren sich die Krebszellen und der Körper kann genesen. [...] Wenn der Silbergehalt [...] gleich Null ist, [...] setzt sich das Krebszellwaschstum fort [...] weil die Zellen nicht zur Entdifferenzierung fähig sind [...]. «

Der Amerikaner Marvin-Lee Robey beschrieb den folgenden Fall einer Verletzung eines Vollblut-Fohlens.

»Das Fohlen hatte sich eine mehrere Zentimeter breite und bis zum Knochen tiefe Fleischwunde zugezogen. Der Tierarzt war sich sicher, dass der Knochen infiziert war und dass das Fohlen nicht überleben würde, wenn es nicht sofort zur Pferdeklinik gebracht würde, wo man den Knochen abschaben und die Wunde sorgfältig säubern würde. Selbst dann würde nur eine dünne Gewebeschicht über den Knochen wachsen, und es bliebe eine tiefe, vernarbte und fellfreie Fläche zurück. Der Tierarzt schätzte die Behandlungskosten zur Rettung des Tiers auf etwa 28 000 $, und diese Summe konnte der Besitzer nicht aufbringen.

Stattdessen spülte er die Wunde mit einem Gartenschlauch aus, gab handelsübliches Wasserstoffperoxid darauf, spülte die Wunde wieder mit dem Gartenschlauch aus und übergoss sie dann mit 20 ppm »ionischem Silber«. Ein großer Baumwollbausch wurde mit der Lösung getränkt, in die Wunde gelegt und mit einer elastischen Binde an Ort und Stelle befestigt. Der Besitzer tat das jeden Tag, bis die Wunde heilte. Das Pferd ist heute vollständig wiederhergestellt, ohne das kleinste Anzeichen einer Narbe, und das Fell ist ganz natürlich nachgewachsen.«

Wir haben eine ähnliche Erfahrung gemacht: Meine Frau wurde vor 2 Jahren auf ihrer Morgenwanderung ums Dorf von einem Schäferhund gebissen. Das gesamte Gebiss war auf der Haut abgebildet mit tiefen Verletzungen. Die Wunde wurde nur mit kolloidalem Silber behandelt, und heute ist keine Narbe mehr zu sehen.

Als Erklärung kommt hier nur die Wirkung von Stammzellen in Frage. Alle anderen Erklärungsversuche laufen ins Leere.

Ich setze inzwischen kolloidales Silber nicht nur bei allen Bissen, Verletzungen und Wunden ein, sondern auch immer dann, wenn ich der Überzeugung bin, dass Gewebe regeneriert oder gar neu gebildet werden müsste.

Weiterhin bin ich inzwischen davon überzeugt, dass kolloidales Silber nicht nur zur Basistherapie bei allen Krebserkrankungen verwendet werden sollte, sondern dass kolloidales Silber möglicherweise auch als Vorbeugemittel gegen verschiedene Krebsarten eingesetzt werden kann. Die Zukunft wird zeigen, wie weit sich diese Erkenntnis in der Naturheilpraxis durchsetzen wird und wie schnell die Therapeuten diese Erkenntnis übernehmen und umsetzen.

Die Dosierung zur Beeinflussung der Stammzellen ist noch in der Erprobungsphase, aber je nach Zustand der Erkrankung und der Symptome halte ich eine Anwendung von 5–10 ppm bei 30 ml einmal täglich zur Vorbeugung und 30–100 ppm bei 20 ml zweimal täglich bei schweren Erkrankungen für sinnvoll.

Die Dosierung zur Beeinflussung der Stammzellen ist dabei viel individueller anzupassen als die schematische Anwendung von kolloidalem Silber bei allgemeinen Erkrankungen. Dass selbst bei vielen allgemeinen Erkrankungen die Stammzellenbeeinflussung eine Rolle spielt, sagt nichts über deren Dosierungschema. In diesen Fällen steht die symptomatische Behandlung der Bakterien- oder Virenabtötung, Juckreiz- oder Schmerzlinderung im Vordergrund.

Gedanken zur Regeneration von Nervenzellen

Ausgehend von dem Ansatz der Stammzellenprägung und der immer wieder zu beobachtenden Zellregeneration, stellt sich die Frage: Kann kolloidales Silber auch stark beschädigte oder gar zerstörte Nervenzellen wieder reparieren oder gar vollständig regenerieren?

Es liegen inzwischen einige Erfahrungen dazu vor, die diese Arbeitshypothese scheinbar bestätigen. Kolloidales Silber sollte deshalb prinzipiell bei allen Sensibilitätsstörungen, aber auch bei allen neuropathischen, entzündlichen und degenerativen Nervenerkrankungen eingesetzt werden.

Wie lange eine Regeneration gestörter oder gar zerstörter Nerven dauert, hängt von sehr verschiedenen Faktoren ab – nicht nur von der Zeit, die der beschädigte Nerv braucht, um wieder zusammenzuwachsen.

Vielleicht liegt in diesem Ansatz auch die Wirkung des kolloidalen Silbers begründet, bei einer längerfristigen Einnahme selbst epileptische Anfälle oder Angstzustände bzw. Zwangshandlungen zu vermindern. Zumindest wird darin auch der Ansatz gesehen, kolloidales Silber bei Amyotropher Lateralsklerose, Multipler Sklerose, Parkinson, Restless-Leg, Sklerodermie therapeutisch einzusetzen.

Innere Anwendungen

Es liegen positive Erfahrungen sowohl mit täglichen Einnahmen im Bereich 1–2 Teelöffel bei zirka 10 ppm als auch mit hohen täglichen Dosen von 200 ml bei 25 ppm vor, wobei noch nicht konkret gesagt werden kann, wann welche Dosierung vorzuziehen ist. In jedem Fall sollten Sie darüber mit Ihrem Heilpraktiker sprechen. Einig ist man sich mittlerweile darüber, dass die fertige Lösung nicht mit Wasser verdünnt werden sollte.

Für die systemische Anwendung wird das nahezu geschmacklose kolloidale Silber unverdünnt eingenommen. Am besten nüchtern oder 2-mal täglich 2 Esslöffel. Die Anwendung empfiehlt sich beispielsweise bei Parasiten- und Hefepilzbefall (Candida), chronischer Müdigkeit, Bakterien- und Virusinfektionen, grippalen Infekten, Darmpilzen, aber auch bei vielen anderen Erkrankungen.

Für eine innere Anwendung, etwa bei Grippe, chronischer Müdigkeit oder zur Ausleitung von Quecksilber (Amalgam-Zahnfüllungen), wird kolloidales Silber über den Tag verteilt getrunken. Bei Darmbeschwerden, Nieren- und Blasenbeschwerden oder Candidabefall ist es besonders wirkungsvoll, wenn eine größere Menge morgens auf nüchternen Magen eingenommen wird. Sinnvoll scheint es, dass dabei die Dosis erhöht wird, um eine zu frühe Resorption auf dem Weg zum erwünschten Wirkungsort zu vermindern.

Bei einer Entzündung im Mundraum und der Mandeln kann man mit einer 25-ppm-Lösung gurgeln.

Mundspülungen werden mit etwa 10 ml 25 ppm kolloidalem Silber durchgeführt, wobei das Silber so lange wie nur möglich im Mund behalten wird. Hier wirkt das kolloidale Silber tiefgreifend über die Mundschleimhaut ein (Müller 1985).

Inhalationssprays ab 10 ppm sind für Allergien im Nasenbereich geeignet.

Bei tiefen Inhalationen mit cinem Feinvernebler kann kolloidales Silber mit 25 ppm bei allen entzündlichen Bronchial- und Lungenerkrankungen, aber auch bei obstruktiven Lungenerkrankungen und Asthma eingesetzt werden.

Nasenspray-Aufsätze sind ebenso geeignete Möglichkeiten, das kolloidale Silber in den Nasenraum einzusprühen, was bei allen Erkrankungen im Nasenraum, sowie bei Grippe oder grippalen Infekten sinnvoll ist.

Spülungen mit kolloidalem Silber im Vaginal- oder Analbereich werden, damit keine Verletzungsgefahr besteht, durch Einspritzen mit einer Gummispritze durchgeführt. Vaginalspülungen können auch durch getränkte Tampons ergänzt werden.Vaginale Anwendungen von kolloidalem Silber kamen bisher bei Pilzerkrankungen, Ausfluss und Schmerzzuständen im Unterleib zum Einsatz.

Eine besondere Rolle der vaginalen Anwendungen kommt im Bereich der Tiermedizin in Frage. Bei der Gabe von 100 ml kolloidalem Silber bei einer Milchkuh entsteht das Problem, dass das Tier sich gegen die Gabe wehrt, was nicht ungefährlich für den Bauer/Tierarzt sein kann. In diesem Fall hat sich die vaginale Gabe von kolloidalem Silber bestens bewährt.

Im Laufe der letzten 10 Jahre ist uns noch kein einziger Fall einer allergischen Reaktion auf kolloidales Silber begegnet. Selbst bei Patienten, die allergisch auf Silberschmuck reagieren, trat bisher noch keine Reaktion auf.

Äußere Anwendungen

Obwohl allgemein bei Hautdefekten Lavendelöl das Mittel der ersten Wahl ist (siehe Kühni/von Holst, *Gesund durch Heilsteine und Öle*), stellt kolloidales Silber durch seine optimale Verträglichkeit eine hervorragende Alternative dar. Kolloidales Silber lässt sich gut flächig in größerer Menge lokal auf die Haut auftragen, aber auch in eine offene oder infizierte Wunde zum Ausspülen eintropfen. Dabei kann das aufgetropfte kolloidale Silber mit 25–50 ppm mit den Fingerspitzen ohne Druckanwendung verteilt werden. Dies eignet sich für oberflächliche Venenentzündungen, Akne, Warzen, offene Wunden, Herpes, Schuppenflechte, Fußpilz und ähnliche Hauterkrankungen.

Die betroffenen Stellen können auch mittels eines Sprühaufsatzes mit kolloidalem Silber eingesprüht, mit einem in kolloidalem Silber 25 ppm getränkten Wattebausch eingerieben oder mit einer Kompresse versorgt werden. Bei feuchten Warzen, Schnitt- und Schürfwunden empfiehlt sich neben der Kompresse auch das Anlegen eines Verbands.

Als Augentropfen werden 1, maximal 2 Tropfen pro Auge in den inneren Augenwinkel, besser noch in das heruntergezogene untere Augenlied gegeben. Die normale Anwendung liegt bei 25 ppm,

Abtupfen mit einem in kolloidalem Silber getränkten Wattebausch.

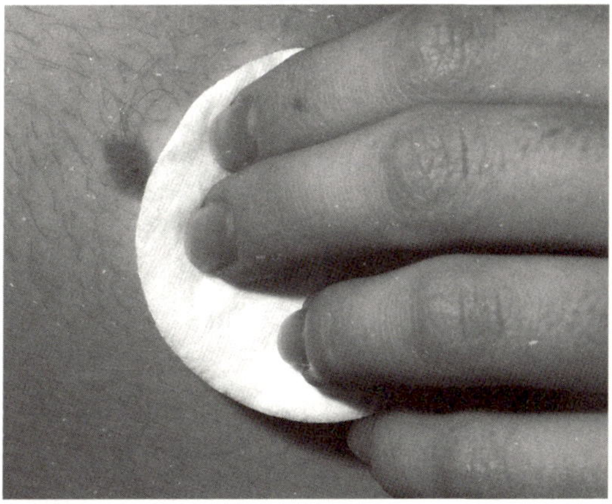

kann aber auch mit 50 ppm durchgeführt werden und wird bei Bindehautentzündung und Gerstenkorn eingesetzt.

Augenspülungen mit 25–30 ppm eigenen sich hervorragend für jede Art der Augenbindehautentzündung, aber auch für jede andere Augenerkrankung.

Ein Fingerbad oder Fußzehenbad mit 25–50 ppm kolloidaler Silberlösung eignet sich hervorragend bei Nagelbettentzündung, aber auch bei Nagelpilz.

Indikationsbereiche

– Kolloidales Silber kann bei Augenbrennen, Augenermüdung und trockenen Augen, Augenbindehautentzündungen und eitrigen Prozessen am Auge, bei Augen- und Hornhautentzündungen, Tränensackentzündung, Lidrandentzündung und bei Gerstenkorn in die Augen getropft werden.

– Kolloidales Silber kann *zur Unterstützung der Entgiftung*, Schwermetallausleitung und Entschlackung eingenommen werden, Silber bindet das metallische Quecksilber und Blei, wodurch dieses über den Darm und die Niere leicht ausgeschieden werden kann; eingelagerte organische Quecksilberverbindungen scheidet es jedoch nicht aus.

– Kolloidales Silber kann *bei allen entzündlichen Erkrankungen im Kiefer- und* Zahnfleischbereich eingesetzt werden.
– Kolloidales Silber kann im Mund- und Rachenbereich als Spülung bei Soor-Pilzbefall, Zungenentzündung, aber auch bei Mandelentzündungen eingesetzt werden.
– Kolloidales Silber kann *bei allen bakteriellen, entzündlichen und eitrigen Prozessen der Atemwege* im Mund- und Rachenbereich, sowie der oberen Atemwege eingenommen oder vernebelt werden.
– Kolloidales Silber kann bei allen infektiösen Hauterkrankungen und -entzündungen, einschließlich des Nagelbetts oder der haarbedeckten Bereiche, auch bei Flechten und Pilze äußerlich auf die Haut getropft, gesprüht oder in die Haut eingerieben werden. Dies gilt auch für schwere Hautläsionen, wie Abszesse, Gangräne oder Nekrosen.
– Kolloidales Silber kann bei chronischen Lungenerkrankungen, Bronchitiden, Pneumonien, Pseudokrupp, entzündlichen und obstruktiven Lungenerkrankungen, aber auch bei Asthma bronchiale als tiefe Inhalation mit einem Feinvernebler eingesetzt werden.
– Kolloidales Silber kann bei chronischen obstruktiven Lungenerkrankungen vor allem bei Sekundärerscheinungen eingesetzt werden, chronische Endzustände sind damit nicht regenerierbar.
– Kolloidales Silber kann bei schweren Erkrankungen des gesamten Verdauungstrakts, wie Colitis ulcerosa, Colon irritabile, Divertikulitis oder Morbus Crohn, aber auch bei Lebererkrankungen eingesetzt werden.
– Kolloidales Silber kann *bei allen allergischen und atrophischen* Hauterkrankungen sowie bei Verbrennungen, einschließlich Sonnenbrand und Strahlenschäden mit seiner kühlenden und reizlindernden Wirkung lokal auftragen werden. Es lässt dabei die Haut geschmeidiger werden, reduziert den Schmerz und beschleunigt die Regeneration.
– Kolloidales Silber kann *bei Pilzbefall* der Haut aber auch der Zehennägel, bei Insektenbissen und -stichen, Hautgeschwulste und Warzen, aber auch auf Wunden oder tiefen Hautläsionen lokal aufgetragen werden.

– Kolloidales Silber kann *zur Entlastung und Stärkung der humoralen und der spezifischen Abwehr* sowie bei verminderter Abwehrlage eingesetzt und innerlich zur Verbesserung des gesamten Milieus eingenommen werden.
– Kolloidales Silber kann zur Verbesserung einer Histaminintoleranz eingesetzt werden.
– Kolloidales Silber kann bei viral indizierten oder entzündlichen Erkrankungen der Organe und der Nerven, aber auch des Bindegewebes eingesetzt werden.
– Kolloidales Silber kann bei allen systemischen, bakteriell oder viral indizierten Erkrankungen, wie Borreliose, Epstein-Barr usw. eingesetzt werden.
– Kolloidales Silber kann bei entzündlichen und degenerativen Prozessen am Knochenapparat, der Knochen und Knochenhaut, aber auch an Bändern und Sehnen eingesetzt werden.
– Kolloidales Silber kann *bei Entzündungen und Erkrankungen der inneren weiblichen* und der *männlichen Geschlechtsorgane* einschließlich der Prostata eingenommen werden und auch eine hormonelle Wirkung auf die Geschlechtsorgane bewirken.
– Kolloidales Silber kann *anregend auf katalytische Prozesse und verschiedene Enzyme* einwirken.

Es liegen inzwischen verschiedene Berichte über Heilbehandlungen im Bereich verschiedener Krebserkrankungen, schwerer Infektionserkrankungen und verschiedener psychischer Störungen vor. Diese Berichte müssen überprüft, und es muss geklärt werden, welche Bedeutung das Silber tatsächlich im Heilungsverlauf hatte.

Im Internet werden auf vielen Verkaufsseiten über 140 Erkrankungen und Symptome in alphabetischer Reihenfolge aufgeführt, die angeblich schon durch Verabreichung von kolloidalem Silber geheilt wurden, mit der Anmerkung »keine vollständige Liste«.

Diese Liste muss mit äußerster Vorsicht betrachtet werden. Nicht etwa, dass ich es nicht für therapeutisch sinnvoll halte, bei den aufgezählten Erkrankungen kolloidales Silber einzusetzen, sondern weil viele Therapeuten mit vielen Erkrankungen überfordert sind: Brand, Blutvergiftung, Diphtherie, Gehirnentzündung, Gehirnhautentzündung, Gonorrhö, Hautkrebs, Kinderlähmung, Krebs, Lepra,

Leukämie, Malaria, Milzbrand, Paratyphus, Syphilis, Tuberkulose und Wundstarrkrampf sind Erkrankungen, zu deren Behandlung ein großes therapeutisches Können erforderlich ist.

Ich halte es für unverantwortlich, durch die Veröffentlichung solcher Listen die Illusion zu wecken, es wäre einfach, mit kolloidalen Silber die aufgeführten Erkrankungen zu behandeln und zu heilen.

Die unsystematische und chaotische Zusammenstellung läßt eher darauf schließen, dass diese Liste von einem medizinischen Laien erstellt wurde, vermutlich als Werbehilfsmittel, um kolloidales Silber besser verkaufen zu können.

Diese Liste wurde zudem schon vor über 10 Jahren veröffentlicht, zu einer Zeit, in der noch gar nicht genügend Erfahrungen mit kolloidalem Silber vorlagen.

Unterstützende Behandlung mit kolloidalem Silber

Bei vielen Erkrankungsfällen ist kolloidales Silber sicher nicht primär angezeigt oder nicht leicht sinnvoll einsetzbar. Es kann aber die Symptome der Erkrankung massiv beeinflussen oder deren Heilungsverlauf verbessern bzw. beschleunigen. Oft ist es sogar erst möglich, mit Unterstützung des kolloidalen Silbers diese Erkrankungen zur Ausheilung zu bringen.

Das ist zum Beispiel der Fall bei erhöhtem Augeninnendruck, Allergien, Blinddarmentzündung, Blutzucker-Folgeerkrankungen, Colitis ulcerosa, Cushing-Syndrom, Depression, Dekubitus-Nekrosen, Diverticulitis, Eierstockentzündung, Fibromyalgien, Gedächtnisleistungsstörungen, Grauem Star, Hormonstörungen, Knochenbrüche, Lähmungserscheinungen, Lupus erythematodes, Lymphödeme, Makuladegeneration, Morbus Addison, Morbus Crohn, Myome, Zysten.

Erkrankungen, bei denen kolloidales Silber vermutlich nicht sinnvoll ist

Zu diesen Erkrankungen zählen beispielsweise Alzheimer-Demenz, Aneurysmen, Angina-pectoris-Anfälle, Arterioklerose, Autismus, Belastungsstörungen, Bindegewebsschwäche, Blutdruckanomalien, Blut- gerinnungsstörungen, Darmsymbiontenstörungen, Durchblutungsstörungen, Erbkrankheiten, Fremdorgan-Abstoßungsreaktionen, Gallensteine, Gicht, Herzinfarkte, Herzrhythmusstörungen, Hexenschuß, Ischiasbeschwerden, Knochen-Nekrose, spastische und schlaffe Lähmungen, Leberzirrhosen, Lipome, Mineralmangelerkrankungen, Nahrungsmittelintoleranzen, Nierensteine, Ödeme, Organdefekte, Osteoporose, Schlafstörungen, Verdauungsstörungen.

Erkrankungen, bei denen kolloidales Silber möglicherweise sinnvoll ist

Bei einer viral indizierten Zytomegalie liegen noch keine Erfahrungen vor, sie könnte jedoch vom theoretischen Ansatz her mit kolloidalem Silber behandelbar sein. Das trifft auch auf viele neurologische Ausfallerkrankungen, selbst bei Multipler Sklerose oder Lähmungen zu. Wenn sich die Stammzellenbeeinflussung durch kolloidales Silber auch therapeutisch nutzen lässt, könnte hier eine interessante Einsatzmöglichkeit liegen.

Parasitologie

Parasiten sind Kleinlebewesen, die Menschen und Tiere begleiten. Der als Wirt bezeichnete Organismus wird dabei vom Parasiten geschädigt, bleibt aber in der Regel am Leben. In seltenen Fällen kann ein Parasitenbefall auch zum Tod des Wirtes führen, dann aber erst zu einem späteren Zeitpunkt. Einige Parasiten, z.B. Würmer, trainieren dabei das Abwehrsystem des Wirtes und machen ihn weniger anfällig für spätere Erkrankungen.

Parasiten werden unterschieden in:

Mikroparasiten, kleine, oft extrem kleine Mikroparasiten, meist Protozoen, die Menschen und Tiere als Krankheitserreger infizieren.

Größere **Makroparasiten**, die man bei Tieren eher auf dem Körper oder in Körperhohlräumen findet, z.B. im Darm (Gardien), als intrazellulär (Borrelia, Malaria). Makroparasiten sind Würmer (Band- und Saugwürmer sowie Nematoden), aber auch Läuse, Zecken, Milben und Flöhe, außerdem auch einige Pilze. Sie sprechen auf die Behandlung mit kolloidalem Silber an, die Dosierung muss jedoch sehr hoch angesetzt werden.

Mikroparasiten können durch kolloidales Silber erheblich leichter erreicht und damit auch abgetötet oder zumindest in Grenzen gehalten werden. Dabei sind orale Gaben von kolloidalem Silber in höherer Konzentration notwendig. Ich setze hier meist 50, 100 oder selten auch 200 ppm kolloidales Silber ein.

Makroparasiten sind schwieriger durch kolloidales Silber erreichbar und abzutöten, und zwar umso schwieriger, je größer sie sind. Aber gerade bei diesen großen Parasiten ist die Kombination von kolloidalem Silber mit ätherischen Ölen besonders sinnvoll. Bei Makroparasiten ist die Anwendung unter 50 ppm kaum sinnvoll.

Läuse: Haarlinge treten beim Menschen, aber noch häufiger bei Tieren wie Hausmeerschweinchen, Hunden, Katzen und Pferden vorwiegend zum Ende des Winters auf. Ihre Bekämpfung ist mit ätherischen Ölen besser zu erreichen als mit kolloidalem Silber.

Flöhe und Milben: Mit der äußerlichen Behandlung von kolloidalem Silber liegen bisher wenige gute, reale Erfolge am Menschen vor. Doch auch hier gibt es viele Einzelerfahrungen vor allem aus dem Bereich der Tiermedizin. Wenn die Nissen gut sichtbar sind, kann man die betroffenen Haarbereiche zuerst schneiden, dann besprühen.

Durch Silber abgetötete Krankheitserreger

Inzwischen liegen einige hundert Arbeiten in verschiedenen Fachzeitschriften aus sechzehn Ländern von über sechshundert Krankheitserregern vor, die durch kolloidales Silber abgetötet wurden. Folgende auszugsweise Aufzählung wurde aus *Microbiology* 36/1967, *Chemical Biological Interactions* 9/1974, *Archiv of Dermatology* 113/1977, *Therapeutic Forum* 5/1986, *Progress in Medical Chemistry* 31/1994, *Perceptions* 310/1996, *Clinical Toxicology* 34/1998 nachgeprüft und übernommen. Dabei wurden zwei grundsätzliche Vorgehensweisen verwendet, der In-vitro-Test im Testglas im Labor und die In-vivo-Anwendung in der Klinik am lebenden Körper des betroffenen Patienten.

Eine ausführliche Literaturliste mit 183 wissenschaftlichen Arbeiten enthält Mark Metcalf, *Colloidal Silver*, Mansfield/Ohio, USA, 2002.

Krankheitserreger	Gruppe	Ausgelöste Erkrankung
Adeno-Viren	Viren	Grippe
Actinomyces israeli	Strahlenpilz	Strahlenpilzerkrankung
Ascaris lumbricoidea	Spulwurm	Spulwurmerkrankung
Aspergillus niger	Pilz	Pilzinfektion
Bacillus anthracis	Bakterien	Milzbrand
Bordotella bronchoseptica	Bakterien	Lungenentzündung von Katzen und Hunden
Bordetella pertussis	Bakterien	Keuchhusten
Borrelia burgdorferi	Spirochäten	Borelliose
Bornavirus	Virus	hitzige Pferde- und Schafkrankheit
Brachospira hyodysenteria	Spirochäten	Schweinedysenterie
Brucella abortus	Bakterien	Brucellose
Candida albicans	Pilze	Soor-Pilzerkrankung
Caryospora bubonis	Einzeller	Darmerkrankungen verschiedener Tiere
Chlamydia psittaci	Bakterien	Papageienkrankheit

Clostridium botulinum	Bakterien	Lebensmittelvergiftung
Clostridium tetani	Bakterien	Wundstarrkrampf
Coccidia	Protozoen	Erkrankung des Verdauungstraktes bei Haustieren, Wiederkäuern, Geflügel und Fischen
Corynebacterium diphtheriae	Bakterien	Diphtherie
Cryptococcus neoformans	Pilze	Gehirnhaut-, Haut-, Knochen-, Lungen-Infektion
Cryptosporidium	Einzeller	Durchfallerkrankungen von Menschen und Tieren
Echinococcus	Würmer	Hundebandwurmerkrankung
Enterobius vermicularis	Würmer	Madenwurmerkrankung
Enterococcus faecalis	Bakterien	Blasen-, Nebenhoden- und Prostatainfektion
Epstein-Barr	Viren	schwere Viruserkrankung
Giardia intestinalis	Protozoen	Durchfallerkrankungen von Hunden und Katzen
Gonorrhö	Bakterien	Geschlechtserkrankung
Haemophilus influenzae	Bakterien	Arthritis, Endokarditis, Gehirnhautentzündung, Osteomyelitis, Pneumonie, Blutvergiftung, Nebenhöhlenentzündung
Herpes-simplex-Viren	Viren	Lippenbläschen
Legionella pneumophila	Bakterien	Legionärerkrankung

Leishmania	Einzeller	Leishmaniose
Leptospira interrogans	Bakterien	Leptospirose
Listeria monocytogenes	Bakterien	Listeriose
Meningokokken	Bakterien	Hirnhautentzündung
Mixovirus influenzae	Viren	Grippe
Mycobacterium leprae	Bakterien	Lepra
Mycobacterium tuberculosis	Bakterien	Tuberkulose
Neisseria gonorrhoeae	Bakterien	Tripper
Nosema apis	Einzeller	Bienendarmseuche
Papilloma-Viren	Viren	Warzen
Plasmodien	Einzeller	Malaria
Pneumokokken	Bakterien	Lungenentzündung
Poliomyelitis-Viren	Viren	Kinderlähmung
Pseudomonas mallei	Bakterien	Maleus
Rhino-Viren	Viren	Schnupfen
Ricksettsia rickettsi	Bakterien	Gehirnentzündung
Salmonella paratyphi	Bakterien	Paratyphus
Salmonella typhi	Bakterien	Typhus
Scarlatina	Bakterien	Scharlach
Shigella paradysenteriae	Bakterien	Sommerdurchfälle
Staphylokokken	Bakterien	Staphylokokken-Angina, Staphylokokken-Enteritis, Staphylokokken-Scharlach
Streptokokken	Bakterien	Streptokokken-Angina, Streptokokken-Pneumonie, Streptokokken-Rheumatismus, Streptokokken-Scharlach
Streptomyces	Pilze	Streptomykose
Treponema pallidum	Spirochäten	Syphilis
Trichopyton rubrum	Pilze	Fußpilz
Varicella-Zoster	Viren	Gürtelrose
Vibrio cholerae	Bakterien	Cholera

Die in der Literatur verschiedentlich auftretende These, dass kolloidales Silber zwischen positiven und negativen Erregern unterscheiden kann, erscheint physiologisch erst einmal unsinnig, denn die Natur unterscheidet nicht wertend in »positiv« und »negativ«.

Die »minimale Schädigung« der Darmsymbionten dagegen kann durch einen einfachen Mechanismus erklärt werden. Kolloidales Silber wird, bevor es in den Darm kommt, schon von den Schleimhäuten resorbiert und weitgehend über das Blut weitertransportiert. Dadurch kommt kolloidales Silber nur durch die Darmschleimhaut auch wieder in den Darm. An diesen Darmschleimhäuten greifen jedoch hauptsächlich die pathogenen Keime an.

Wir konnten jedoch im Laufe der letzten Jahre beobachten, dass Kolibakterien weniger von Silber geschädigt werden als andere »pathogene Keime«. Diese Beobachtung wird immer wieder bestätigt, wenn es auch bisher noch keine schlüssige Erklärung dazu gibt. Vielleicht liegt die Erklärung in der unterschiedlichen Oberflächendicke der Kolibakterien, obwohl dies bisher rein spekulativ ist.

Problematische Infektionsfälle

In den letzten 20 Jahren wurden durch eine einseitig mobilisierte Presse Infektionserkrankungen teils bis zur Massenhysterie aufgebauscht. Dazu zählen die Erkrankungen Creutzfeldt-Jakob-Erkrankung, Schweinepest, Geflügelpest, Vogelgrippe, EHEC und Ebola.

Die Bekämpfungsmaßnahmen gegen diese Erkrankungen führten immer zu außergewöhnlichen Situationen, die einen kollektiven Angstmechanismus erzeugen sollten, jedoch von den meisten Menschen als hoch überzogen angesehen wurden. Alle diese Krankheitsbilder hätten mit kolloidalem Silber bekämpft werden können, die Behörden und die von ihnen beauftragte Wissenschaftler stellten das Ausmaß jedoch so übertrieben dar, dass oft eine sachliche theoretische Auseinandersetzung mit diesen Infektionserkrankungen nicht möglich war.

Ähnliche, in Zukunft auftretende »problematische Infektionserkrankungen« können meines Erachtens immer mit kolloidalem

Silber behandelt werden, wenn auch in einzelnen Fällen die Behandlungsdurchführungen nicht einfach sind. Es geht auch nicht darum zu behaupten, durch einfache Einnahme von kolloidalem Silber wären diese schweren Infektionsfälle leicht zu behandeln, sondern es bedeutet: Kolloidales Silber hat das therapeutische Potenzial, damit fertig zu werden.

Medikamenten-Interaktion mit kolloidalem Silber

Kolloidales Silber hat einen Einfluss auf die Schilddrüse und kann bei Morbus Basedow sowie bei Hashimoto eingesetzt werden.

Auf verschiedenen Websites dagegen wird behauptet, die Verwendung von kolloidalem Silber *könnte* die Aufnahme von Schilddrüsen-Medikamenten im Körper stören. WebMD z.B. schreibt dazu: »Kolloidales Silber kann die Wirkung von Levothyroxin verringern. Wenn Levothyroxin zusammen mit kolloidalem Silber eingenommen wird, kann die Wirksamkeit auf Thyroxin vermindert werden.«

Nur: Es gibt dazu keine einzige klinische Studie, die diesen Anspruch sichert. Das bedeutet nicht, dass diese Hypothese nicht wahr sein könnte. Es bedeutet nur, dass diese Behauptung auf einer Basis beruht, die keine weitere Analyse zulässt.

Ich dagegen habe in den letzten 8 Jahren die gegenteilige Beobachtung gemacht. Kolloides Silber und Schilddrüsenhormone können ohne Probleme zusammen eingenommen werden. Kolloidales Silber wirkt vermutlich auf die Hypophyse und damit indirekt auch auf die Schilddrüse. Es kann längerfristig eingenommen, auch die T3/T4 Produktion der Schilddrüse regulieren.

Viele Angaben im Internet umgehen dieses Problem mit der Aussage: »Bei einer zeitversetzten Einnahme von kolloidalem Silber und Schilddrüsenhormonen gibt es keine Probleme«.

Eine Interaktion von kolloidalem Silber mit Antibiotika wurde inzwischen mehrfach untersucht. Weitere Websites schreiben: »Die Liste der Medikamente, die als mit kolloidalem Silber reaktiv identifiziert worden sind Tetracycline, Thyroxin, Chinolone und Penicillamine.«

Ich finde es interessant, dass z.B. eine Studie der Brigham Young University genau das ergab, d.h. kolloidales Silber zu einer Reihe von verschiedenen verschreibungspflichtigen Antibiotika hinzugefügt, erhöhte die Wirksamkeit der Medikamente.

Keine dieser Studien ist für mich wirklich schlüssig. Ich bin gegen die gleichzeitige Einnahme von Antibiotika und kolloidalem Silber. Nicht etwa, weil ich nicht glaube, dass kolloidales Silber diese in ihrer Wirkung verstärkt, sondern nur weil ich es nicht für notwendig halte. Die korrekte Einnahme von kolloidalen Silber alleine reicht aus, Bakterien abzutöten.

Keine Wirkungsbeeinflussung von kolloidalem Silber konnte ich bisher auf Betablocker, Schleifendiuretika und Steroide feststellen.

Krankheitsbilder und ihre Behandlung

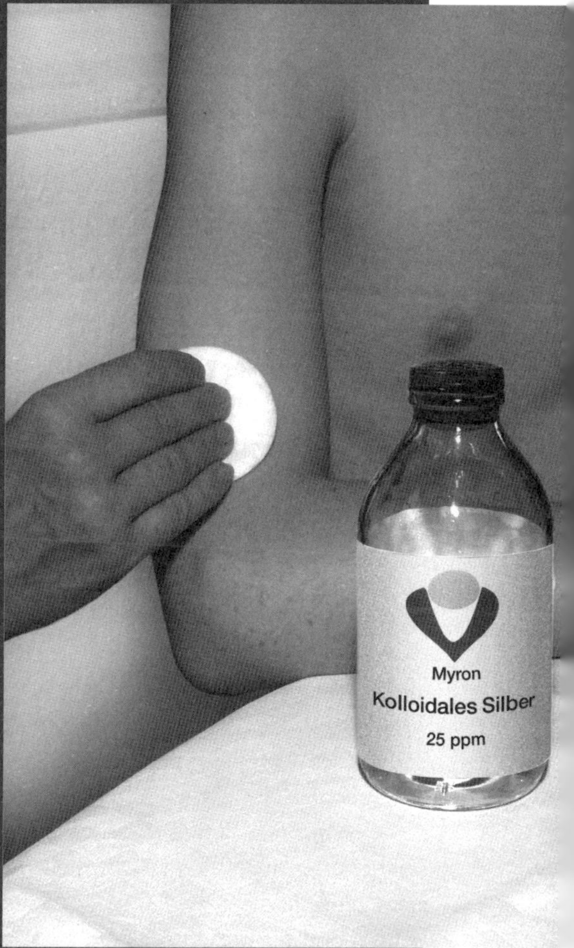

Erkrankungen beim Menschen

Es sei in aller Deutlichkeit darauf hingewiesen, dass kolloidales Silber keinesfalls medizinische Maßnahmen ersetzen kann. Es wird vorausgesetzt, dass der Patient mit seinen Beschwerden bereits in ärztlicher Behandlung ist. Die Anwendung des kolloidalen Silbers muss in Absprache mit dem behandelnden Arzt oder Heilpraktiker in den Kontext therapeutischer Maßnahmen eingebettet werden.

Das Symbol bezeichnet gefährliche, hoch akute Erkrankungen sowie meldepflichtige Krankheiten, bei denen ärztliche Maßnahmen lebensnotwendig sind.

Wichtiger Hinweis zur Einnahme

Kolloidales Silber sollte weder mit Metall noch mit Plastik in Berührung kommen. Mengenangaben in Form von Teelöffeln und Esslöffeln sind daher als reine Dosierungshilfe zu verstehen. 1 Esslöffel entspricht etwa 10 ml, 1 Teelöffel etwa 5 ml kolloidaler Silberlösung. Messen Sie mit Wasser ab, wie viel die jeweilige Menge in einem Schnapsglas (20 ml) ausmacht. Nehmen Sie das kolloidale Silber stets aus dem Schnapsglas, einem anderen Glasgefäß oder einem Keramiklöffel ein.

Das kolloidale Silber sollte längere Zeit, mindestens jedoch 20 Sekunden im Munde behalten werden, damit es schon hier von der Schleimhaut aufgenommen werden kann.

Erkrankungen des Auges

Augenermüdung

Ein Zustand der »Müdigkeit« im Augenorgan ohne weitere Beschwerden, infolge einer Überreizung, zum Beispiel nach längerer Bildschirmarbeit, Arbeiten unter Kunstlicht oder Übermüdung.

Symptome: Bindehautreizung mit Rötung, leichten Schmerzen, leichtem Brennen und Trockenheit im Auge, oft mit verschwommenem Blick und vorübergehender Sehschwäche (vor allem beim Lesen), meist mit Lidschwere, Müdigkeitsgefühl und Druckgefühl ums Auge, das durch Schließen der Augendeckel verbessert wird.

Anwendung: Mindestens 2-mal täglich, vor allem aber abends einige Tropfen mit 25 ppm ins Auge träufeln oder mit bis zu 10 ml 25 ppm das Auge spülen.

Bindehautentzündung

Konjunktivitis

Ein Entzündungszustand der Augenbindehaut, oft unter Beteiligung der Lidränder, infolge einer Infektion oder Allergie.

Symptome: Augenrötung, vermehrt seröser bis eitriger Schleim, meist mit verklebten Augen, Anschwellen der Unterlider mit Tränenfluss, Lichtempfindlichkeit bis Lichtscheue, Juckreiz, Augenbrennen, Fremdkörpergefühl, selten mit ausgeprägten Schmerzen.

Anwendung: 2–3-mal täglich 20 ml 25 ppm einnehmen, zusätzlich äußerlich mehrmals täglich einige Tropfen ins Auge träufeln oder mit bis zu 10 ml mit 25 ppm das Auge spülen.

Erfahrungsbericht: Weiblich, 38 Jahre. Eine seit zwei Monaten bestehende Augenentzündung hat sich innerhalb von 4 Tagen gebessert, nachdem mit einer Pipette 3-mal täglich kolloidales Silber mit 25 ppm in das Auge getropft wurde.

Gerstenkorn

Hordeolum

Eine meist eitrige Entzündung der Schweiß- und Talgdrüsen in den Rändern der Augenlider, hervorgerufen durch eine Staphylokokken-, selten durch eine Streptokokkeninfektion. Bei einer Infektion im äußeren Lidrandbereich sind die Zeißschen Drüsen, bei einer tieferliegenden Infektion die Meibomschen Drüsen betroffen.

Symptome: Schnell auftretende Entzündung, schmerzhafte, eitrige Schwellung und lokale Rötung, selten mit Fieber. Auch die Bindehaut der Augen kann geschwollen und gerötet sein. Bei den tiefliegenden Infektionen kann es zu einer Vorwölbung des Lidrands kommen. Als seltene Komplikationen treten Lidabszesse und die Ausdehnung der Entzündung auf das ganze Auge auf.

Anwendung: 3-mal täglich einige Tropfen mit 25 ppm in die unteren Augenlider tropfen und 2-mal täglich 10 ml 25 ppm einnehmen.

Erfahrungsbericht: Männlich, 11 Jahre. Seit drei Jahren ein immer wiederkehrendes und dann längere Zeit bestehendes Gerstenkorn am rechten Auge war bei erneutem Auftreten am zweiten Tag nach Anwendung von kolloidalem Silber sichtbar verkleinert und schmerzfrei und am dritten Tag ganz verschwunden.

Erkrankungen der Atemwege und des Mundes

Aphten

Schmerzhafte, entzündete Stellen der Schleimhaut des Zahnfleischs, der Mundhöhle oder der Zunge. Beim gleichzeitigen Auftreten mehrerer solcher Stellen spricht man vom Krankheitsbild der Stomatitis aphthosa. Ursache können Verletzungen der Mundschleimhaut, eine allgemein schlechte Immunsituation des Körpers, eine Autoimmunreaktion des Körpers, Nahrungsmittelallergien oder Nahrungsmittelunverträglichkeiten, Vitamin- (B12) bzw. Eisen- oder Folsäuremangel, Darmpilze oder Medikamenten-Nebenwirkungen sein.

Symptome: Kleine, weiße, eng umgrenzte Flecken in der Mundhöhle, die meistens einzeln auftreten. Es gibt aber auch Fälle, in denen die gesamte Mundhöhle übersät ist auf Flächen von 3 cm und mehr Durchmesser. Sprechen und Essen sind dann mit starken Schmerzen verbunden; teilweise ist sogar das Schlucken von Flüssigkeiten oder Speichel schmerzhaft. Bei stärkerem Befall ist das tägliche Leben oft stark beeinträchtigt.

Anwendung: 3-mal täglich mit 10 ml 25 ppm den Mundraum gründlich spülen und 2-mal täglich 10 ml 15–25 ppm einnehmen.

Erfahrungsbericht: Männlich, 9 Jahre. Soor nach vierter Behandlung fast verschwunden, Schmerzen schon nach der ersten Mundspülung nachgelassen.

Bronchialasthma

Asthma bronchiale

Eine chronische, entzündliche Erkrankung der Atemwege, die anfallsweise zu Luftnot führt und meist schon im Kindesalter beginnt.

Allergisches Asthma wird durch eine entsprechende genetische Veranlagung und äußere Reize (allergisierende Stoffe) ausgelöst. Heuschnupfen kann auf die unteren Atemwege übergreifen und dort zu Asthma führen.

Nichtallergisches Asthma wird durch Infektionen, meist der Atemwege, Medikamentenunverträglichkeiten, Einwirkung von giftigen oder irritierenden Stoffen (Lösungsmittel, Weichmacher, Zusatzstoffe) und außerordentliche Anstrengungen verursacht.

Symptome: Die Atemwegsverengung wird durch vermehrte Sekretion von Schleim, Spasmen der Bronchialmuskulatur und Bildung von Ödemen der Bronchialschleimhaut verursacht. Eine Vielzahl von Reizen verursacht die Zunahme der Empfindlichkeit der Atemwege und die damit verbundene Entzündung.

Anwendung: 2-mal täglich 10–20 ml mit 25 ppm einnehmen; auch im akuten Asthmaanfall.

Erfahrungsbericht: Weiblich, 42 Jahre. Nehme bei den ersten Vorzeichen eines Anfalls jeweils einen Becher mit 25 ppm ein und kann dadurch den Anfall meist abfangen.

Bronchialkatarrh

Bronchitis

Eine akute Entzündung der Bronchialschleimhäute, als Folgeerscheinung eines bakteriellen Infekts der oberen Luftwege, seltener durch Pilze oder Viren.

Symptome: Anfänglich dünnflüssiger, dann zäher weiß-glasiger, später schleimig-eitriger gelblicher Auswurf mit heftigem, meist trockenem, schmerzhaftem Reizhusten, brennendem Brustschmerz und unerklärlicher Müdigkeit; anfänglich mit mäßigem Fieberanstieg, oft von Schüttelfrost begleitet, wobei der Verlauf mit leichtem bis schwerem Fieber bis 40 Grad sein kann.

Chronisch: Bronchialkatarrh, der sich über mindestens sechs Monate mit Husten und Auswurf bemerkbar macht. Verläuft anfangs symptomarm mit Husten, an den sich der Patient gewöhnt hat, einer nur leicht erhöhten Temperatur, einem wenig beeinträchtigten Allgemeinbefinden; der morgendliche Auswurf mit starken Hustenanfällen ist im Spätzustand schleimig-glasig und zäh. Mit zunehmendem Verlauf tritt Atemnot, zunächst nur bei Belastung, später auch in der Ruhe auf.

Anwendung: 2-mal täglich mindestens 20–30 ml mit 25 ppm einnehmen.

Erfahrungsbericht: Weiblich, 52 Jahre. Eine schon seit Monaten immer wiederkehrende Bronchitis bekam ich mit der regelmäßigen Einnahme von 2-mal täglich einem Schnapsglas mit 25 ppm gut in den Griff.

Erfahrungsbericht: Weiblich, 38 Jahre. Seit 3 Monaten Inhalation mit dem Pariboy 50 ppm kolloidales Silber, benötigt kein Spray mehr. Allerdings kommt es auf die Technik an. Bei zu schnellem und zu tiefem Einatmen, kommt es zu extremem Hustenreiz und in der Folge zu Atemnot. Deswegen nur langsames und flaches Einatmen.

Erkältung

Grippaler Infekt

Sammelbezeichnung für eine fieberhafte Viruserkrankung mit Katarrh der oberen Luftwege, meist als Folge einer Unterkühlung oder Durchnässung.

Symptome: Schnupfen, vermehrte Schleimabsonderung der Nase mit Rötung der Nasenlöcher, Halsschmerzen, Heiserkeit und Husten, Auswurf, schwere Beeinträchtigung des Allgemeinbefindens, mit Abgeschlagenheitsgefühl, Kopfschmerzen und leichtem Fieber.

Anwendung: 2-mal täglich 20 ml mit 25–30 ppm einnehmen, gurgeln und bei Bedarf einige Tropfen mit 50 ppm in die Augen träufeln.

Erfahrungsbericht: Weiblich, 32 Jahre. Nach einmal Gurgeln abends mit einer 25-ppm-Lösung waren die Beschwerden am nächsten Tag verschwunden.

Grippe

Influenza epidemica

Eine akute, ansteckende, epidemisch auftretende, schwere Virus-Infektionserkrankung, tritt meist infolge einer geschwächten Abwehrlage auf.

Symptome: Hohes, plötzlich beginnendes Fieber, oft mit Schüttelfrost, schwerem Krankheitsgefühl, Abgeschlagenheit, Fröstelgefühl, Kopfschmerzen, wässrigem Fließschnupfen, Husten und Entzündung der Bronchien, Muskel-, Glieder- oder Gelenkschmerzen; häufig mit Augenbeschwerden, einer allgemeinen Schwäche und Lippenbläschen.

Anwendung: 2–3-mal täglich 20–30 ml mit 25–30 ppm einige Zeit im Mund behalten und dann schlucken.

Erfahrungsbericht: Weiblich, 24 Jahre. Eine Grippe mit Fieber und Kopfschmerzen wurde mit 3-mal 25 ppm behandelt. Besserung schon nach dem ersten Tag, beschwerdefrei am vierten Tag.

Erfahrungsbericht: Männlich, 31 Jahre. Bei Grippe mit Kopf- und Gliederschmerzen, aber wenig Fieber wurde 3-mal täglich 20 ml 25 ppm eingenommen. Erste Besserung nach einem Tag, sämtliche Beschwerden waren nach 5 Tagen vorbei. Danach habe ich das Silber noch weitere 4 Tage genommen.

Halsentzündung

Pharyngitis, Tonsilitis, Angina

Eine Erkrankung der Hals- und Rachenschleimhaut, mit geschwollenen Rachenmandeln, infolge einer Streptokokken-Infektion.

Symptome: Akute, hochrote Entzündung im Rachen; geschwollene Schleimhaut, die mit einer dicken Schleimschicht bedeckt sein kann, mit einem Gefühl der Trockenheit, allgemeinem Krankheitsgefühl mit Abgeschlagenheit, Schluckbeschwerden, Halsschmerzen und Fieber, häufig mit Schmerzen im Kopf oder in den Ohren.

Anwendung: 2-mal täglich 20–30 ml mit 25–30 ppm zum Gurgeln verwenden und mehrfach täglich 30 ml mit 25 ppm einnehmen.

Erfahrungsbericht: Männlich, 28 Jahre. Die Entzündung war mit der angegebenen Behandlung nach 2 Tagen verschwunden.

Halsschmerzen

Ein Symptom, das bei verschiedenen Beschwerden und Erkrankungen im Halsbereich vorkommt, infolge einer Entzündung im Kehlkopfbereich, eines grippalen Infekts oder als Begleiterscheinung verschiedener Infektionserkrankungen.

Symptome: Brennende Schmerzen, oft mit Heiserkeit und Husten verbunden.

Anwendung: Mehrmals täglich 30 ml mit 25–30 ppm zum Gurgeln verwenden.

Erfahrungsbericht: Weiblich, 17 Jahre. Die Halsschmerzen besserten sich nach der zweiten Einnahme von je einem Eierbecher voll mit 25 ppm.

Heiserkeit

Raucedo, Rausitas

Eine meist vorübergehende Störung der Stimmbänder mit Stimmverlust, infolge einer Erkältung, einer Kehlkopfentzündung oder einer bakteriellen Infektion der Atemwege.

Symptome: Brennen oder Kitzeln im Hals, Schmerzen beim Sprechen, rauhe, klanglose Stimme, die bis zur völligen Stimmlosigkeit führen kann.

Anwendung: 2-mal täglich 20–30 ml mit 25 ppm zum Gurgeln verwenden sowie 2 Esslöffel 25 ppm einnehmen.

Erfahrungsbericht: Männlich, 38 Jahre. Eine seit über einer Woche bestehende Heiserkeit besserte sich langsam, aber stetig mit 25 ppm über einen Zeitraum von 2 Wochen, danach war die Stimme wie zuvor.

Heuschnupfen

Rhinitis allergica

Eine allergische Reaktion der Nasen- und Nasennebenhöhlenschleimhäute, infolge einer Reaktion auf eingeatmete Substanzen aus der Luft.

Symptome: Wässriger oder glasartiger Fließschnupfen, selten Stockschnupfen, mit häufigen Niesattacken, meist ausgeprägtem, starkem Juckreiz in der Nase, Behinderung der Nasenatmung, Rötung und Schwellung der Augen mit Lichtempfindlichkeit, oft mit Kopfschmerz. Asthmaartige Anfälle oder eine Nesselsucht mit hohem Fieber können auftreten.

Anwendung: 2–3-mal täglich 30 ml mit 25 ppm zum Gurgeln verwenden und einige Tropfen mit 25 ppm mit einer Pipette in die Nase und gegebenenfalls in die Augen träufeln.

Erfahrungsbericht: Männlich. Eine prophylaktische Einnahme von 3-mal täglich 20 ml mit Beginn vor dem ersten Pollenflug bewirkte, dass sich in diesem Jahr der Heuschnupfen bei mir fast nicht bemerkbar machte.

Husten

Tussis

Eine durch einen Schutzreflex ausgelöste explosionsartige Entleerung der Luft, um die Bronchien und die Lunge von Schleim oder eingeatmeten Fremdstoffen zu befreien. Infolge einer Reizung der Atemwege bei allergischen Lungenerkrankungen, Symptom bei Asthma, Grippe, Pseudokrupp, Keuchhusten und anderen Kinderkrankheiten sowie bei Tumoren der Bronchien und Lunge.

Symptome: Hustenanfälle, verbunden mit einem Auswurf von Schleim, um die Atemwege von Fremdkörpern wie Staub oder auch Schleim zu befreien.

Anwendung: Bei Bedarf mehrfach täglich 20–30 ml mit 25 ppm einnehmen.

Erfahrungsbericht: Weiblich, 7 Jahre. Schnelle Besserung erfolgte nach der dritten Einnahme von 20 ml 15 ppm.

Erfahrungsbericht: Männlich, 12 Jahre. Ein schwerer Husten mit Schleimauswurf wurde nach konsequenter Einnahme von 3-mal täglich 25 ppm über Nacht gebessert.

Keuchhusten

Pertussis

Eine hochinfektiöse akute bakterielle Atemwegserkrankung, vorwiegend im Kindesalter, infolge einer bakteriellen Infektion.

Symptome: Typische, heftige, meist nachts auftretende, stakkatoartige Hustenanfälle, oft mit kurzem Atemstillstand bis zu einer halben Minute verbunden; mit starken Atembeschwerden und leichtem Fieber unter 38 Grad, abgehustetem dickflüssigem Schleim, häufig mit Erbrechen, angeschwollenem Gesicht, das bläulich anlaufen kann, mit Blutungen in der Augenbindehaut.

Die Hustenanfälle sehen bedrohlicher aus, als sie sind; können aber bei Kleinkindern und Säuglingen zu Krämpfen und Bewusstlosigkeit führen.

Anwendung: 2–3-mal täglich 20–30 ml mit 50 ppm oder bis zu 100 ml mit 25–30 ppm über den Tag verteilt schluckweise einnehmen.

Erfahrungsbericht: Männlich, 7 Jahre. Ein schon seit 3 Wochen bestehender, schmerzhafter Husten wurde nach der Einnahme von 2-mal täglich 20 ml 15 ppm innerhalb von 8 Tagen bedeutend gebessert, nach weiteren 4 Tagen war der Patient nahezu beschwerdefrei.

Lungenentzündung

Pneumonie

Eine meist gefährliche, akute oder chronische Entzündung des Lungengewebes, infolge einer Infektion mit Pneumokokken oder Staphylokokken, seltener Viren oder Pilzen.

Symptome: Schwere Beeinträchtigung des Allgemeinempfindens, mit beschleunigter, oberflächlicher Atmung mit Luftnot, Auswurf; plötzlich auftretendes hohes Fieber, meist mit Schüttelfrost, zuerst trockenem Husten, stechendem, atemabhängigem, meist einseitigem Brustschmerz, später kommt zum Husten ein rostroter Auswurf hinzu.

Anwendung: 2–3-mal täglich 30 ml mit 25 ppm oder bis zu 100 ml mit 25 ppm über den Tag verteilt schluckweise einnehmen.

Erfahrungsbericht: Weiblich, 62 Jahre. Lungenentzündung mit starken Rasselgeräuschen. Bereits innerhalb von 2 Tagen beschwerdefrei.

Erfahrungsbericht: Männlich, 44 Jahre. Schmerzhafte, seit 4 Tagen bestehende Lungenentzündung mit Antibiotikabehandlung (auf der der Arzt bestanden hatte) wurde zusätzlich mit 3-mal täglich 20 ml 25 ppm behandelt. Besserung erst nach 3 Tagen, beschwerdefrei nach weiteren 2 Tagen.

Mandelentzündung

Angina tonsilitis

Eine akute Entzündung der Gaumenmandeln des lymphatischen Rachenrings, infolge einer Infektion durch Streptokokken, Viren oder auch Pilzen.

Symptome: Flammende Rötung im Rachen, Schwellung der Mandeln mit gelbem Belag und meist üblem Mundgeruch; geschwollene und schmerzhafte Lymphknoten im Hals, mit meist plötzlich einsetzendem hohem Fieber, eventuell auch Schüttelfrost und Erbrechen; Engegefühl im Hals, Schluckschmerzen, die beim Schlucken bis ins Ohr ausstrahlen mit allgemeinem Krankheitsgefühl, Abgeschlagenheit, Glieder- und Kopfschmerzen.

Anwendung: 2-mal täglich jeweils 30 ml mit 25 ppm zum Gurgeln verwenden und 1-mal täglich 30 ml mit 25 ppm oder bis zu 100 ml mit 10–15 ppm über den Tag verteilt schluckweise einnehmen.

Erfahrungsbericht: Weiblich, 10 Jahre. Schmerzhafte Entzündung mit hohem Fieber wurde nach innerer Einnahme und äußerlichen Umschlägen am Hals mit je 25 ppm schnell besser, nach 4 Tagen beschwerdefrei. Die Behandlung wurde weitere 6 Tage fortgesetzt.

Nebenhöhlenentzündung

Sinusitis

Eine meist bakterielle, hartnäckige, abszessähnlich eitrige Entzündung der Schleimhäute der Nebenhöhlen, die auch durch einen kranken oberen Zahn oder eine Zahnwurzel verursacht werden kann.

Symptome: Plötzlicher Beginn, mit klopfenden Druckschmerzen in der Gegend der erkrankten Nebenhöhlen, die beim Bücken schlimmer werden können; Schwindelgefühl, Lichtempfindlichkeit, Fieber bis zu 40 Grad, ein nicht abheilen wollender Schnupfen mit eitrig-gelblichem oder milchig-trübem Nasenausfluss, Schweregefühl im Kopf mit einem allgemeinen Unwohlsein sowie eine behinderte Nasenatmung und gerötete Augenlider.

Anwendung: 2-mal täglich 20–30 ml mit 25 ppm lange im Mund belassen sowie äußerlich tropfenweise mit 25 ppm auftragen und einreiben.

Erfahrungsbericht: Weiblich, 39 Jahre. Stündliches Einträufeln von 25 ppm mit einer Pipette in die Nase heilte die Nebenhöhlenentzündung innerhalb von 3 Tagen vollständig aus.

Pseudokrupp

Laryngitis subglottica

Eine von Parainfluenzaviren, selten auch RS-, Rhino- oder Masernviren oder durch eine bakterielle Entzündung oder Allergie ausgelöste unspezifische Entzündung der oberen Atemwege im Bereich des Kehlkopfes. Meist sind Säuglinge und Kleinkinder im Alter zwischen sechs Monaten und sechs Jahren betroffen, in seltenen Fällen auch Jugendliche oder junge Erwachsene.

Symptome: Charakteristischer Husten, Heiserkeit und oft pfeifendes Nebengeräusch beim Einatmen, bei schweren Verläufen auch Atemnot. Zusätzlich kann leichtes bis mittelstarkes Fieber bestehen. Diese Probleme können oft mitten in der Nacht als akuter Pseudokrupp-Anfall bei zuvor völlig gesunden Kindern auftreten. Unruhe und Atemnot werden oft durch die Besorgnis der Eltern verstärkt.

Anwendung: 2-mal täglich 20 ml mit 25 ppm zum Gurgeln verwenden und 1-mal täglich 30 ml mit 25 ppm einnehmen.

Rachen-Kehlkopf-Entzündung

Pharyngitis, Laryngitis

Eine akute oder chronische Entzündung, meist als Begleiterscheinung einer Erkrankung der oberen Luftwege. Meist durch Streptokokken, selten viral ausgelöst; kann auch durch das Einatmen von Chemikalien, Staub, Rauch oder Überanstrengung der Stimme ausgelöst werden. In seltenen Fällen können Masern, Röteln und Grippe ursächlich sein.

Symptome: Entzündeter und geröteter Rachen, Hustenreiz mit trockenem, bellendem Husten mit einer pfeifenden Einatmung, mäßigem Fieber bis 38,5 Grad, Heiserkeit, die bis zur Stimmlosigkeit führen kann. Räusperzwang mit Kratzen im Hals oder einem Enge- oder Fremdkörpergefühl, Schmerzen beim Schlucken oder Sprechen, Kopfschmerzen und geschwollene Lymphknoten am Hals.

Anwendung: 2-mal täglich 20 ml mit 25 ppm zum Gurgeln verwenden und 1-mal täglich 30 ml mit 25 ppm einnehmen.

Erfahrungsbericht: Männlich, 22 Jahre. Nach 3-mal täglichem Gurgeln mit 20 ml mit 25 ppm und dazu der innerlichen Einnahme von 2-mal täglich 20 ml mit 25 ppm war die Entzündung innerhalb von 4 Tagen vorbei.

Seitenstrang-Angina

Angina lateralis

Eine seltener vorkommende, aber akute und schmerzhafte Form der Rachenentzündung durch eine bakterielle Streptokokkeninfektion, die jene Lymphbahnen im Rachenraum befällt, die von der oberen hinteren Rachenwand abwärts verlaufen. Die Seitenstrang-Angina tritt vor allem bei Patienten auf, bei denen die Mandeln entfernt wurden.

Symptome: Halsschmerzen und schmerzhafte Schluckbeschwerden, die eine Essensaufnahme erschweren, geröteter Rachen und Gaumen, mit Ohrschmerz (wegen der Nähe zur Eustachischen Röhre) und Kopfschmerzen.

Anwendung: 3–4-mal täglich 10 ml mit 25 ppm zum Gurgeln verwenden und 2-mal täglich 10–15 ml 25 ppm einnehmen.

Erkrankungen der Haut

Abszess

Abscessus

Ein eitriger Einschluss von Krankheitserregern unter der Haut mit oder ohne Schwellung, der sich nach einem Durchbruch nach außen durch Aufbrechen oder Fistelgänge entleeren kann, infolge einer Infektion durch Staphylokokken, Streptokokken oder Kolibakterien.

Symptome: Entzündliche, mit Eiter gefüllte Weichteilschwellung, die auch als starke Hautrötung mit Fieber auftreten kann. Ein großer Abszess kann zu einer Blutvergiftung (Sepsis) führen.

Anwendung: 2–3-mal täglich einige Tropfen lokal mit 25–50 ppm auftragen und sanft ohne Druck einreiben sowie 30–50 ml täglich einnehmen.

Erfahrungsbericht: Weiblich, 26 Jahre. Eine eitrige Entzündung der Haut heilte mit wattegepolsterten Umschlägen mit kolloidalem Silber innerhalb von 2 Tagen aus.

Akne-Hautausschlag

Acne vulgaris

Eine Sammelbezeichnung eitriger Entzündungen der Hauttalgdrüsenausgänge und Haarbälgchen, infolge einer allergischen Reaktion, auch hormonell oder psychisch bedingt. Sie tritt meist bei (überwiegend männlichen) Jugendlichen von der Pubertät an bis zum 25. Lebensjahr auf. Der Schweregrad der Akne variiert sehr stark, in den meisten Fällen verschwindet die Akne nach der Pubertät.

Symptome: Mit gelbem Eiter gefüllte Pickel und Pusteln im Gesicht, an Hals und Rücken und auf der Brust. In schlimmeren Fällen oder durch Kratzen der juckenden Bläschen entstehen zusätzliche Hautdefekte, die Narben hinterlassen.

Anwendung: 3-mal täglich einige Tropfen mit 25 ppm auftragen und sanft ohne Druck einreiben. Zusätzlich 20 ml mit 25 ppm so lange wie möglich im Mund behalten und dann schlucken.

Erfahrungsbericht: Männlich, 15 Jahre. Über eine längere Behandlungszeit von über 2 Wochen mit täglichem Abtupfen mit 25 ppm besserte sich die Akne kurzfristig; erst eine Ernährungsumstellung ließ sie vollständig ausheilen.

Brand

Gangrän

Absterben von Körpergewebe unter Selbstauflösung oder Fäulnis nicht ausreichend durchbluteter Körperteile infolge bakterieller Besiedlung auf mechanisch oder hitze- bzw. kältegeschädigter Haut.

Symptome: Das betroffene Gewebe wird zuerst blass und kalt, anfänglich mit Taubheitsgefühl, später mit heftigen Schmerzen. Das Gewebe stirbt ab, trocknet ein, färbt sich schwarz, und nach Wochen wird der abgestorbene Teil vom Körper abgestoßen. Durch zusätzliche Infektion entsteht eine feuchte Gangrän mit Erweichung als matschige Masse, eventuell Verflüssigung des abgestorbenen Gewebes unter Bildung eines üblen Geruchs.

Anwendung: 2-mal täglich flächendeckend einige Tropfen mit 50 ppm in die Wunde einträufeln, zusätzlich je 20 ml mit 25 ppm einnehmen.

Erfahrungsbericht: Weiblich, 68 Jahre. Feuchter, stinkender Brand, weit fortgeschritten, wurde durch Eintropfen von 25 ppm über 1 Woche trocken.

Dornwarzen oder Sohlenwarzen

Verrucae plantares

An den Zehenunterseiten und den Fußsohlen dornartig in die Tiefe wachsende Warzen, die durch humane Papillomviren über Schmierinfektion übertragen werden. Die Warzen sind oft von einer Hornschwiele bedeckt.

Symptome: Beim Auftreten können sie durch die Last des eigenen Körpergewichts bis an die sehr empfindliche Knochenhaut stoßen und lösen dadurch im Allgemeinen beim Gehen heftige Schmerzen aus.

Anwendung: 2-mal täglich einige Tropfen 25–50 ppm auf die Dornwarze auftragen und 2-mal täglich 20 ml 25 ppm einnehmen.

Erfahrungsbericht: Männlich, 37 Jahre. Nach einer mehrwöchigen Behandlung, bei der eine Kompresse mehrmals täglich mit 25 ppm beträufelt wurde, war die Dornwarze verschwunden.

Erfahrungsbericht: Männlich, 27 Jahre. Eine seit Jahren bestehende Dornwarze behandelte ich mit Erfolg über einen Zeitraum von 8 Wochen 2-mal täglich mit 20 ml 25 ppm; gleichzeitig habe ich jeweils für 2 Stunden abends mit 25 ppm getränkte Tücher aufgelegt.

Eiterflechte

Impetigo contagiosa

Eine hochinfektiöse bakterielle Hautinfektion, die hauptsächlich bei Neugeborenen und Kindern auftritt und besonders Gesicht und Extremitäten betrifft. Die Erkrankung ist so lange infektiös, bis die offenen, eitrigen Hautstellen abgeheilt sind.

Symptome: Beim kleinblasigen Streptokokkentyp bildet sich auf der Haut zunächst ein juckender roter Ausschlag mit dünnwandigen mit Flüssigkeit oder Eiter gefüllten Bläschen. Platzen diese auf oder werden aufgekratzt, setzen sie Erreger frei, durch die eine Übertragung auf andere Hautstellen oder andere Menschen stattfindet.

Beim Eintrocknen der Blasen entstehen honigfarbene Krusten; haben sich diese abgelöst, beginnen die Stellen zu nässen, und es entstehen weitere Krusten.

Beim ausgedehnten großblasigen Staphylokokkentyp kann zusätzlich leichtes Fieber und eine Lymphknotenschwellung in der betroffenen Region auftreten.

In seltenen Fällen greifen die Erreger auf tiefere Hautschichten über und verursachen Nagelbett- oder Nagelfalzentzündungen; bei etwa 5 Prozent der Patienten tritt nach dem Infekt eine Entzündungsreaktion der Niere auf, die meistens folgenlos ausheilt.

Anwendung: 3-mal täglich die betroffene Stellen mit in 25 ppm getränkten Wattebäuschen betupfen und dazu 2-mal täglich 10 ml 25 ppm einnehmen.

Ekzeme

Eczema

Ein Sammelbegriff für akute oder chronische oberflächliche, entzündliche, nicht ansteckende Hautveränderungen, infolge einer Infektion unterschiedlicher Ursache.

Symptome: Quälender Juckreiz, Rötung, Nässe, Bildung kleiner Papeln, Bläschen sowie eine gelegentliche Schwellung auf der Haut. Nach Platzen der Bläschen trocknen diese unter Krusten- und Schuppenbildung aus, und durch nervliche Überreizung kann es zu psychovegetativen Störungen kommen.

Chronisch: Starke Schuppenbildung mit trockener Haut, übermäßiger Verhornung und Hauteinrissen, ohne Entzündungszeichen.

Anwendung: 2–3-mal täglich einige Tropfen mit 25 ppm lokal auftragen und sanft ohne Druck lokal einreiben oder als getränkte Auflage über dem Ekzem fixieren. Zusätzlich 30 ml mit 25 ppm einnehmen.

Erfrierung

Congelatio

Ein akuter schmerzhafter Gewebeschaden durch Kälteeinwirkung, durch langsames stetiges Abkühlen zum Beispiel im Winter, im Hochgebirge oder in einer Kühlanlage oder durch plötzliche Berührung mit extrem abgekühlten Gegenständen, meist an Körperendungen wie Ohren, Nase, Finger oder Zehen.

Symptome: Je nach Schwere der Hautschädigung werden Erfrierungen, wie Verbrennungen, in vier Schweregrade eingeteilt, nur die ersten drei Stufen sind behandelbar.

Grad 1: schmerzhafte, starke Hautrötung ohne Blasenbildung.

Grad 2: schmerzhafte, gerötete Haut mit Blasenbildung.

Grad 3: Hautzerstörung mit schwarzer Verkrustung.

Grad 4: »Vereisung« des Gewebes mit schwarzer Verkrustung.

Anwendung: Mehrmals täglich bis zu 10 Tropfen mit 25 ppm auftragen und auf der Haut verteilen, aber nicht auf die noch kalte Haut. Bei Grad 4 zusätzlich 20 ml mit 25 ppm einnehmen.

Fieberbläschen

Herpes simplex febrilis

Ein durch Viren hervorgerufener bläschenartiger Ausschlag an der Schleimhaut der Lippe, infolge eines fieberhaften Infekts. Sobald der Infekt eingedämmt ist, verschwinden diese Bläschen wieder, kommen jedoch oft als erste Anzeichen eines erneuten Infekts wieder und weisen damit auf eine gestörte Immunabwehr hin.

Anwendung: 2-mal täglich einige Tropfen mit 25 ppm lokal auftragen und sanft verteilen, sowie zur Immunentlastung kurmäßig über 3 Wochen täglich 20 ml mit 25 ppm so lange wie möglich im Mund behalten.

Erfahrungsbericht: Männlich, 57 Jahre. Ausschlag auf den Lippen seit 2 Tagen, nach 5-maligem Auftupfen mit 25 ppm auf Mull und dazu jeweils 10 ml 25 ppm getrunken waren die Bläschen innerhalb von 2 Tagen verschwunden.

Furunkel

Furunculus

Eine schmerzhafte, knotige Entzündung des Haarbalgs auf der Haut, die sich auf das umgebende Gewebe ausdehnt, ausgelöst durch Staphylokokken oder Streptokokken.

Symptome: Gerötete Haut, mit zentralem Eiterpfropf; kann mit schweren allgemeinen Erscheinungen wie Abgeschlagenheit, Fieber und Schwellung der regionalen Lymphknoten einhergehen.

Anwendung: 2-mal täglich einige Tropfen mit 25–50 ppm lokal auftragen; besser eine mit 10–30 ppm gesättigte Kompresse fixieren und 2-mal täglich 30 ml mit 10–15 ppm einnehmen.

Erfahrungsbericht: Bei Furunkeln empfehle ich prinzipiell eine längere Einnahme über mindestens 4 Wochen von täglich 2-mal 20 ml 25 ppm und die äußerliche Anwendung von 25 ppm auf Verbandgaze. Kürzere Anwendungen führen oft zu einem Rückschlag.

Gürtelrose

Herpes zoster

Eine schmerzhafte, kaum ansteckende Nervenentzündung; infolge einer erneuten Aktivierung der Varicella-Zoster-Viren, die nach einer Windpocken-Erstinfektion jahrelang an den Nervenfasern und Spinalganglien stumm ruhten.

Symptome: Plötzlich auftretende, einseitig bandartige juckende Bläschenbildung auf der Haut im Verlaufsgebiet eines Nervs mit einem allgemeinen Krankheitsgefühl (mit oder ohne Fieber); es sieht aus, als ob ein Gürtel um eine Körperhälfte zieht, mit wässrigem, blutigem oder eitrigem Blaseninhalt. Die Bläschen platzen auf und verschorfen. Der unerträgliche Schmerz tritt meist schon vor dem Ausbruch der Bläschen auf und bleibt oft noch nach dem Abheilen monate- oder jahrelang bestehen.

Anwendung: 2–3-mal täglich 20–50 ml mit 25–30 ppm einnehmen, zusätzlich 2-mal täglich einige Tropfen mit 25 ppm auf die betroffenen Stellen lokal auftragen und sanft einreiben oder aufsprühen, zusätzlich 2-mal täglich 20 ml davon einnehmen.

Erfahrungsbericht: Weiblich, 85 Jahre. Ein schmerzhafter Ausschlag im Gesicht wurde folgendermaßen behandelt: 2-mal täglich einige Tropfen 25 ppm ins Auge und mit 25 ppm getränkte Kompressen auf die betroffene Hautstelle aufgelegt, dazu wurden 3-mal täglich 20 ml 25 ppm eingenommen. Schmerzfrei am ersten Tag, beschwerdefrei nach 10 Tagen. Nach einem Jahr erneuter Ausbruch der Gürtelrose, die bei gleicher Behandlung innerhalb von 3 Tagen weg war.

Hämorrhoidalbeschwerden

Eine Erweiterung der mit Blut gefüllten venösen Gefäßknoten im oder am After, die als innere und äußere Hämorrhoiden vorkommen und mit einer angeborenen Bindegewebsschwäche verbunden sind. Innere Hämorrhoiden sind von außen nicht sichtbar, können aber beim Pressen oder während des Stuhlgangs austreten. Äußere Hämorrhoiden sind von außen sichtbar und heben sich von der Umgebungshaut als blaurote Knoten ab.

Symptome: Bis kirschgroße weiche, knotige oder wulstartige Verwölbungen. Beim Pressen und Husten können sich Hämorrhoiden vergrößern oder erst in Erscheinung treten. Meist hellrotes Bluten beim Stuhlgang, verbunden mit Schmerzen, die beim Stuhlgang gesteigert werden; oft mit Juckreiz und Nässe oder Brennen mit Spannungsgefühl in der Aftergegend und einer Verstopfung verbunden. Im späteren Zustand werden die Knoten größer und können heftig spontan bluten.

Anwendung: 2-mal täglich einige Tropfen mit 25 ppm lokal auftragen und abends ein flaches Sitzbad mit 3–5 ppm, besser noch 10–15 ppm nehmen.

Hautjucken

Pruritus

Eine lästige Empfindung, die nur auf der Haut auftritt und durch Kratzen sich kurzfristig verbessert. Infolge einer Nieren- oder Lebererkrankung, Durchblutungsstörung, Diabetes, Infektionserkrankung, Hämorrhoidalerkrankung, Hauterkrankung mit trockener Haut, eines Hautausschlags, einer Vergiftung, allergischen Reaktion, eines Hautpilzes, Altern der Haut.

Symptome: Jucken am ganzen Körper, das durch Wärme verschlimmert wird, oft mit Schlafstörungen verbunden. Bei starkem Juckreiz wird das Blutigkratzen in Kauf genommen, da der dafür auftretende Wundschmerz erträglicher erscheint als das Jucken.

Anwendung: 2–3-mal täglich einige Tropfen mit 25–30 ppm auf die betroffene Stelle bei Hautschädigung auftragen und sanft ohne Druck einreiben.

Erfahrungsbericht: Weiblich, 49 Jahre. Schon seit längerer Zeit bestehendes Jucken der Haut ohne erkennbare Ursache wurde nach einer regelmäßigen Abreibung mit einem mit 25 ppm getränkten Stofflappen und einer täglichen Einnahme von 25 ppm nach wenigen Tagen besser und war nach 4 Wochen vollständig verschwunden.

Erfahrungsbericht: Weiblich, 52 Jahre. Seit 3 Wochen bestehendes Hautjucken besserte sich nach einer 2-wöchigen Behandlung mit täglich 20 ml 25 ppm.

Insektenbisse und -stiche

Die Reaktion auf einen Insektenbiss oder -stich kann bis zum tödlichen Schock führen. Durch einen Insektenstich, -biss kann eine Infektion übertragen werden, die zu schweren Erkrankungen führen kann, zum Beispiel Frühsommermeningitis (Virus), Borrelliose (Bakterien) oder Malaria (Amöbe).

Symptome: Rötung an der Einstichstelle, der ein Juckreiz folgt; mit Schwellung, die einer sich ausbreitenden Hautrötung folgt und eine Blase bilden kann. Infiziert sich ein Insektenbiss oder -stich, kann es zu Fieber und Gelenkschmerzen kommen. Bei einer allergischen Reaktion auf einen Biss oder Stich kann eine lokale oder generalisierte Schwellung auftreten, die im Bereich der Atemwege zu Atembeschwerden führen kann.

Anwendung: Bei Bedarf mehrfach täglich einige Tropfen mit 25 ppm auf den Stichbereich auftragen und im Falle einer allergischen Reaktion mindestens 2-mal hintereinander 30 ml mit 25 ppm einnehmen. Bei bedrohlicher Symptomatik täglich 100 ml 12–25 ppm schluckweise innerhalb einer Stunde einnehmen.

Erfahrungsbericht: Weiblich, 62 Jahre. Sofort nach dem Stich wurde auf die Stichstelle kolloidales Silber aufgetragen; es kam zu keiner Schwellung.

Erfahrungsbericht: Männlich, 19 Jahre. Nach dem Stich einer Stechmücke tropfte ich sofort etwas Silber mit 25 ppm auf und nahm 2-mal 20 ml davon ein. Es kam im Gegensatz zu früher zu keiner Schwellung.

Lippenbläschen

Herpes labialis

Eine harmlose Viruserkrankung mit schmerzhaften Bläschen auf den Lippen und um den Mund bzw. der Übergangszonen der Lippenschleimhaut zur Mundschleimhaut, als Begleiterscheinung der verminderten Abwehr bei fieberhaften Erkrankungen.

Symptome: In Gruppen auftretende Bläschen, die mit serösem Inhalt gefüllt sind; verkrusten nach wenigen Tagen und heilen ohne Narbenbildung ab und werden durch Sonneneinfluss verschlimmert. Die umgebende Haut schwillt an und jede Berührung ist schmerzhaft. Bei großflächigem Befall kommt es zu Abgeschlagenheit, Fieber mit Lymphknotenschwellung.

Anwendung: 2-mal täglich einige Tropfen mit 25–50 ppm lokal auftragen und 2-mal täglich 20 ml mit 25 ppm einnehmen sowie die Lippen mit einigen Tropfen mit 25–30 ppm, besser 50 ppm einreiben.

Erfahrungsbericht: Weiblich, 23 Jahre. Nach einer dreitägigen Behandlung mit 25 ppm waren die Bläschen verschwunden; die Stellen wurden noch weitere 8 Tage nachbehandelt, um zu vermeiden, dass sie wie früher erneut auftreten.

Masern

Morbili

Eine sehr ansteckende, durch Tröpfcheninfektion ausgelöste fieberhafte Virusinfektion, die besonders im Kindesalter auftritt.

Symptome: Anfänglich meist uncharakteristische Erkältungserscheinungen, Appetitlosigkeit, Mattigkeit, Halsschmerzen sowie Lichtscheue mit geröteten, tränenden Augen, aufgedunsenem Gesicht, trockenem Husten, Bindehautentzündung und Fieber, das sehr hoch steigen kann. Der typische Hautausschlag beginnt hinter den Ohren und breitet sich vom Gesicht über den Hals auf den gesamten Körper aus, mit erneutem Fieberanstieg bis zu 40 Grad (das Fieber erfüllt eine wichtige Heilungsfunktion und sollte nicht gesenkt werden). Nach 2–5 Tagen geht das Fieber zurück, der Ausschlag verschwindet. Auf der Haut bilden sich kleine weiße Schuppen.

Komplikationen: Es kann infolge verschleppter Masern zu Gelenkentzündung, Mittelohrentzündung, Lungenentzündung, Gehirnentzündung sowie zu Fehlsichtigkeit kommen.

Anwendung: Kleinkinder 2-mal täglich 20 ml mit 25 ppm, Erwachsene 30 ml mit 25 ppm einnehmen und tropfenweise mit 25–30 ppm auf die betroffene Fläche auftragen.

Milchschorf

Crusta lactae

Ein im Säuglingsalter oder bei Kleinkindern auftretendes weißschuppiges Hautekzem, welches häufig auf Nahrungsmittelunverträglichkeiten, wie Kuhmilch oder Früchte, zurückgeht.

Symptome: Kleinschuppige Rötung, weißliche oder gelbe Schuppen und Krusten, selten mit Bläschen, vor allem des behaarten Kopfs, mit Juckreiz. Wird die Haut aufgekratzt, kann diese nässen.

Anwendung: 2–3-mal täglich einige Tropfen mit 25 ppm lokal auftragen.

Erfahrungsbericht: Männlich, 2 Jahre. Abreibungen mit 25 ppm und die Einnahme von je 5 ml davon täglich führen immer wieder zu einer kurzfristigen Besserung des Milchschorfs.

Mundrose

Periorale Dermatitis

eine ungefährliche Hautkrankheit mit charakteristischem Bläschen-Ausschlag im Gesicht, vor allem um den Mund und den Augen.

Symptome: Meist um den Mund herum oder an den Augenlidern oder deren Umgebung zahlreiche, dicht stehende, kleinste, entzündliche gerötete Knötchen oder Bläschen. Ein kleiner Rand rund um die Lippen bleibt frei. Diese winzigen Knötchen können zu größeren Arealen zusammenfließen und Plaques bilden. Am häufigsten sind die Bereiche von den Nasenflügeln abwärts zu den Mundwinkeln, sowie die seitlichen Zonen des Kinns betroffen.

Anwendung: 2- bis3-mal täglich 20 ml 25 oder 50 ppm einnehmen und mehrfach am Tag die betroffene Stelle mit feuchter Kompresse abtupfen.

Erfahrungsbericht: Durch Benetzen der Haut mit 25ppm kolloidalem Silber wird der Juckreiz genommen und auch die Schuppenbildung hat sich in der kurzen Zeit, in der kolloidales Silber angewendet wurde, wesentlich verbessert.

Nesselsucht

Urtikaria

Eine angeborene oder erworbene, gesteigerte oder verminderte Reaktion der Haut oder Schleimhäute, auf bestimmte »normale« Reize, infolge einer Überempfindlichkeitsreaktion auf Nahrungsmittel, Pflanzen, Insektenstiche, Tierhaare, Medikamente oder chemische Stoffe und Sonnenstrahlen.

Symptome: Können sofort massiv oder teils erst nach einigen Tagen auftreten; mit heftigem Juckreiz und Prickeln, Rötung; Schwellung und Quaddeln auf der Haut, die sich unregelmäßig begrenzen, aber auch großflächig auf dem Körper ausbreiten können.

Anwendung: 2-mal täglich 30 ml mit 25 ppm einnehmen und 2-mal täglich einige Tropfen mit 25–50 ppm auf die betroffene Stelle auftragen.

Erfahrungsbericht: Männlich, 21 Jahre. Nach einer 3-monatigen Kur mit 3-mal täglich 10 ml 25 ppm liefen allergische Reaktionen auf der Haut in den nächsten Monaten deutlich schwächer ab.

Neurodermitis

Eine zum Teil allergische, zum Teil stoffwechselbedingte und von der Veranlagung her vererbbare, in Schüben auftretende Erkrankung der Haut, die durch Ernährung positiv, durch Umweltbeanspruchung negativ beeinflussbar ist.

Symptome: Der Hautausschlag findet sich vor allem symmetrisch in den Armbeugen und Kniekehlen sowie im Nacken, Hals, Gesicht, an Hand- und Fußrücken. Die Haut ist gerötet, trocken, gespannt, leicht gedunsen mit einem unerträglichen Juckreiz, der in der Bettwärme noch schlimmer wird. Der unerträgliche Juckreiz zwingt zum Kratzen, wodurch der Ausschlag zu nässen beginnen kann und bei Verletzung der Haut auch blutet.

Anwendung: 3-mal täglich bis zu 10 Tropfen mit 25 ppm lokal großflächig auftragen und dazu täglich 20–30 ml mit 5–10 ppm einnehmen.

Erfahrungsbericht: Männlich, 37 Jahre. Der juckende Hautausschlag besserte sich nach einer konsequenten täglichen Abreibung der betroffenen Hautstellen mit einer Lösung mit 25 ppm und der Einnahme von 3-mal täglich 20 ml 25 ppm.

Pilzbefall

Mykosen

Ein Befall der feucht-warmen Hautpartien oder der Schleimhäute (unter anderem durch Candida-Hefepilze), auch der Zehennägel, infolge von Durchblutungsstörungen, Fehlernährung, Immunschwäche, Stoffwechselstörungen und Arzneimittelauswirkungen.

Symptome: Hautrötung sowie starker Juckreiz im befallenen Hautgebiet. Im Intimbereich der Frau macht sich ein Brennen und Juckreiz in der Scheide bemerkbar. Die Schamlippen schwellen an und sind leicht gerötet. Der Ausfluss ist weißlich cremig. Bei einer herabgesetzten Widerstandsfähigkeit können sich Pilze auch auf die Schleimhäute des Mundes, des Magens, des Darms und der Lunge festsetzen und schwere Krankheitsbilder hervorrufen.

Vorsicht: Es gibt keine harmlosen Pilzinfektionen. Jede Pilzerkrankung muss intensiv behandelt werden, um ein Übergreifen auf andere Organe zu vermeiden. Die Behandlung von Pilzinfektionen muss lange genug durchgeführt werden, mindestens jedoch noch sechs Tage, nachdem alle äußeren Erscheinungen abgeklungen sind.

Anwendung: Gut: Bei Pilzen auf der Haut, mit 50 ppm durch äußerliche Abreibungen

Mäßig: Bei Pilzen im Nagel der Finger oder Zehen, mit 50 ppm auftragen, bzw. die Nägel in einer 25- oder 50-ppm-Lösung baden

Weniger gut: bei Pilzen in der Lunge, mit 50 ppm durch Inhalation oder Verneblung

Sehr schlecht: bei Pilzen im Darmbereich, mit 25 ppm 2-mal 30 ml über 3 Wochen

Besser: bei Pilzen im Scheidenbereich, mit 50-ppm-Spülungen und zusätzlich 25 ppm innerlich.

Erfahrungsbericht: Weiblich, 53 Jahre. Wenige Tage nach Besuch einer Sauna Jucken zwischen den Zehen. Nach einer 2-tägigen Behandlung mit 25 ppm war der Juckreiz weg. Weiterbehandlung über 2 Wochen mit 2-mal täglich 10 ml 25 ppm innerlich erschien mir sinnvoll.

Schnitt- und Schürfwunden

Schnittwunden: Eine Einwirkung scharfkantiger Gegenstände, wie zum Beispiel Messer oder Scheren, auf die Haut mit deren Verletzung. Die Wundränder sind glatt, die Wunde klafft häufig auseinander und blutet stark. Es kommt nur selten zu Wundinfektionen.

Schürfwunden: Eine Verletzung der oberflächlichen Hautschicht durch eine seitliche Gewalteinwirkung auf die Haut. Meist nur schwache Blutung, jedoch mit Austritt von Gewebsflüssigkeit aus der Wundfläche und starkem Wundschmerz. Bei tieferen Schürfwunden kann es zu einem punktförmigen Austritt von Blut kommen.

Anwendung: Bei Schnittwunden 2–3-mal täglich einige Tropfen bis zu 10 ml 25–30 ppm in die Wunde träufeln; bei Schürfwunden einige Tropfen 25–30 ppm auftragen und großflächig sanft einmassieren.

Erfahrungsbericht: Weiblich, 63 Jahre. Tiefe Schnittwunde am Finger von einem Küchenmesser. Die Wunde wurde sofort mit 25 ppm Silber ausgespült und dann mit einem festen Druckverband versehen, der immer wieder mit der Lösung beträufelt wurde. Sofort schmerzfrei, verheilt nach 8 Tagen mit kaum sichtbarer Narbe.

Erfahrungsbericht: Weiblich, 28 Jahre. Schürfwunde nach einem Sturz wurde mit 25 ppm beträufelt und verbunden. Die Haut regenerierte sich sehr schnell.

Schuppenflechte

Psoriasis

Eine gutartige, jedoch hartnäckige, nicht ansteckende, chronisch-entzündliche Hauterkrankung, die in verschiedenen Formen und Schweregraden auftritt. Sie wird immer wieder von akuten Schüben angefacht.

Symptome: Entzündliche, scharf abgegrenzte Wundstellen, auch mit landkartenähnlichen Mustern, vor allem an Knie, Ellenbogen und behaartem Kopf, die von feinen, wachsartigen silberhellen Schuppen oder harten, oft großflächigen Hautplatten bedeckt sind, aber zu keinem Haarausfall führen. Nach deren Ablösen treten feine Blutstropfen aus. Die Fingernägel sind meist charakteristisch gezeichnet.

Anwendung: 2–3-mal täglich einige Tropfen großflächig mit 25 ppm lokal auftragen und sanft einmassieren. Die Einnahme von 2-mal 30 ml mit 25 ppm scheint unterstützend zu wirken.

Je nachdem wie stark die Stelle betroffen ist, muss kolloidales Silber bis 100 ppm angewendet werden.

Erfahrungsbericht: Weiblich, 62 Jahre. Eine seit Jahren immer wieder auftretende Schuppenflechte wurde mit einer Silberlösung mit 25 ppm behandelt. Zuerst kam es zu einer Entzündung im linken Ellenbogen, nach Abklingen dieser Entzündung war die Schuppenflechte links verschwunden. Eine Woche darauf dasselbe auf der rechten Seite. Seit über 9 Monaten vollständige Symptomfreiheit. Ich verwende nun seit etwa 1 Jahr das Silber konsequent innerlich und äußerlich.

Erfahrungsbericht: Männlich, 33 Jahre. Zur Behandlung meiner Schuppenflechte nehme ich seit 2 Jahren immer wieder für 6 Wochen mit anschließender 6-wöchiger Pause täglich 2-mal 10 ml 25 ppm. Seither bin ich fast beschwerdefrei.

Schuppung

Desquamatio

Eine chronische Störung der Kopfhaut, durch eine verstärkte Ablösung der plättchenförmigen Hornzellen der Oberhaut; infolge einer zu trockenen Haut, am Ende einer Infektionserkrankung mit Hauterscheinungen oder einer Überproduktion der Talgdrüsen.

Anwendung: 2–3-mal täglich 20–30 ml mit 10–25 ppm großflächig auf den Kopf lokal auftragen und sanft einmassieren. Eine zusätzliche Einnahme von 2-mal 30 ml mit 25 ppm scheint unterstützend zu wirken.

Erfahrungsbericht: Männlich, 61 Jahre. Starke Kopfschuppenbildung behandle ich nun schon seit 2 Monaten mit Erfolg regelmäßig täglich mit 10 ml 25 ppm äußerlich und 1-mal täglich 20 ml 25 ppm innerlich.

Sonnenbrand

Dermatitis solaris

Eine akute schmerzhafte Entzündung der Haut nach einer starken Einwirkung UV-haltigen Sonnenlichts auf die ungeschützte Haut.

Symptome: Leichter Sonnenbrand: Etwa 1–24 Stunden nach der Sonnenbestrahlung tritt eine Rötung der Haut mit mäßigem Brennen und Jucken auf, das etwa 3–4 Tage dauert.

Schwerer Sonnenbrand: Beginnt mit einer schmerzhaften Rötung, starkem Brennen, oft mit zusätzlicher schmerzhafter Blasenbildung mit anschließender Hautablösung; verbunden je nach Stärke mit allgemeinem Unwohlsein, Fieber, Übelkeit, Kopfschmerz und Kreislaufkollaps.

Anwendung: So oft wie möglich kolloidales Silber mit 25 ppm großflächig auf die verbrannte Haut auftragen und einwirken lassen.

Erfahrungsbericht: Weiblich, 21 Jahre. Nach einem schmerzhaften Sonnenbrand mit sich ablösender Hautoberfläche betupfte ich mehrmals täglich mit gutem Erfolg die verbrannte Haut mit einer 25-ppm-Lösung.

Erfahrungsbericht: Weiblich, 35 Jahre. Nach Sonnenbrand durch Höhensonne wurde die verbrannte Haut mit einer 25-ppm-Lösung betupft. Schnelle Schmerzfreiheit und rasche Regeneration der Haut.

Unterschenkelgeschwür, offene Beine

Ulcus cruris

Eine meist infolge örtlicher venöser, seltener auch arterieller Durchblutungsstörungen ausgelöste Zerstörung des Gewebes, mit ausbleibender Heilung und dadurch Entstehung eines Geschwürs.

Symptome: Verfärbung der umgebenden Haut; mehr oder weniger tiefe offene Stellen, die keine Schmerzen verursachen; die Geschwüre können nässen oder eitern, bei tiefer gehenden Entzündungen treten Schmerzen auf, Hautzerstörung mit Nekrosebildung, auch Verkäsung.

Anwendung: Mehrmals täglich einige Tropfen bis 20 ml mit 25–50 ppm in das Geschwür einträufeln und dazu großflächig um die Wunde auf die noch intakte Haut auftragen und sanft einmassieren und dazu 20 ml mit 25–30 ppm einnehmen.

(Die Firma Johnson & Johnson bietet silbergetränkte Fertigkompressen im Handel an.)

Erfahrungsbericht: Weiblich, 67 Jahre. Bei einem tiefen, nicht verheilenden Unterschenkelgeschwür wurde über 3 Wochen mehrmals täglich 20 ml 25 ppm eingetropft; dadurch bildete die Wundgranulation schließlich eine zusammenhängende Decke.

Verbrennungen

Combustico

Schmerzhafte Gewebeschädigung durch Einwirkung von Feuer, erhitzten Gegenständen, heißen Gasen oder Flüssigkeiten, Reibungshitze, Sonnenstrahlung, Stromwirkung, UV-Strahlung oder Röntgenstrahlung. Je nach Schwere werden Verbrennungen in vier Schweregrade eingeteilt, nur die ersten drei Stufen sind behandelbar.

Symptome: Grad 1: Schmerzhafte gerötete Haut, mit Schwellung ohne Blasenbildung, die sich nach wenigen Tagen zurückbildet.

Grad 2: Sehr schmerzhafte, gerötete Haut, mit Blasenbildung; Füllung der Blasen mit eiweißreichen Exsudaten, die aufbrechen und dann Narben bilden können.

Grad 3: Schwellung und Blasenbildung; größere Hautzerstörung mit schwarzer Verkrustung, die schmerzfrei ist.

Grad 4: Tiefe Gewebezerstörung mit schwarzer Verkrustung.

Komplikationen: Wasser-, Elektrolyt- und Eiweißverlust mit Bluteindickung, Immunstörung, generalisierter Schock mit Nierenversagen.

Anwendung: Mehrmals täglich bis zu 30 ml mit 25–30 ppm auf die verbrannte Stelle auftragen oder als getränkte Kompresse befestigen. Wenn die Kompresse mit kolloidalem Silber feucht gehalten wird, verbessert und beschleunigt dies die Wundheilung.

Erfahrungsbericht: Weiblich, 22 Jahre. Verbrennung am Unterarm vom Backofen heilte innerhalb von 3 Tagen vollständig ab.

Erfahrungsbericht: Weiblich, 41 Jahre. Eine Verbrennung an der Hand durch ein heißes Bügeleisen wurde sofort mit 25-ppm-Silberlösung behandelt. Der Schmerz war sehr schnell verschwunden.

Warzen

Veruca

Eine harmlose Wucherung der Haut, ausgelöst durch den Verucavirus, mit vermehrter Hornbildung, die überall am Körper und im Gesicht auftreten kann und damit oft als »Schönheitsfehler« betrachtet wird, unter dem der Betroffene leidet.

Symptome: Scharf begrenzte, weiche, rundliche, hautfarbene, oft kaum sichtbare oder auch verhornte, dunkelgefärbte Knoten auf der Haut, die zahlreich auftreten können und im Laufe der Zeit von alleine verschwinden.

Anwendung: 2-mal täglich 20–50 ml mit 25 ppm einnehmen und mehrfach täglich tropfenweise 25–50 ppm auf die Warze träufeln.

Erfahrungsbericht: Weiblich, 24 Jahre. Mehrere Warzen auf der rechten Handoberfläche waren bei täglicher Behandlung mit 25 ppm nach einer Woche vollständig verschwunden.

Wundliegen

Dekubitus

Eine Zerstörung der Haut oder Schleimhaut als Folge einer Druckwirkung, mit der daraus folgenden Mangeldurchblutung.

Wundliegen ist immer Resultat eines Pflegefehlers, da ein regelmäßig umgelagerter Körper keinem zu lange andauernden lokalen Druck ausgesetzt ist. Wundheilungsstörungen werden verstärkt durch Ernährungsstörungen, Eiweißmangel, Austrocknung durch zu wenig Trinken, Bewegungseinschränkungen, Zuckerkrankheit, Durchblutungsstörungen, Infektionen, Ödeme und Blutergüsse.

Anwendung: Mindestens 1-mal täglich 20 ml mit 25–30 ppm großflächig in die offene Wunde zum Spülen eintropfen, dazu täglich 30 ml mit 25–30 ppm einnehmen.

Erfahrungsbericht: Weiblich, 73 Jahre. Ein tiefer Dekubitus der bettlägerigen Patientin zeigte nach regelmäßigem Ausspülen mit je 20 ml 25 ppm nach einer Woche eine deutlich verbesserte Granulation.

Wundrose

Erysipel

Eine akute bakterielle Infektion der oberen Hautschichten und Lymphwege, die, ausgelöst durch hämolysierende Streptokokken, von einer kleinen Hautverletzung ausgeht und meist im Gesicht, an Armen oder Beinen, seltener am Nabel auftritt.

Symptome: Beginn meist plötzlich mit Fieber und Schüttelfrost. Stunden danach zeigt sich eine typische hochrote, abgestufte, flammenförmige und scharf begrenzte Hautrötung, die zunächst nicht erhaben ist, dann anschwillt und sich erwärmt. Die Symptome können von kleinen roten Punkten ohne Begleiterscheinungen bis zu einem hoch fieberhaften Infekt mit Schüttelfrost und schwerer Beeinträchtigung reichen. Selten bilden sich Blasen, die einbluten können.

Komplikationen: Das Erysipel zeigt eine spontane Rückbildungstendenz; ohne Behandlung treten jedoch oft Rezidive auf, die zu Störungen des Lymphabflusses in einem Arm oder Bein, zu einer Thrombophlebitis oder bei Auftreten im Gesicht zu einer Hirnvenenthrombose und Meningitis führen können.

Anwendung: Mindestens 2-mal täglich 10 ml mit 25–30 ppm großflächig auf die betroffenen Hautstellen auftragen, dazu täglich 20–30 ml mit 25–30 ppm einnehmen.

Erkrankungen des Urogenitaltrakts

Blasenentzündung

Zystitis

Eine entzündliche Erkrankung der Harnblase, infolge einer aufsteigenden Infektion durch Kolibakterien, Staphylokokken, Streptokokken, Gonokokken, Mykoplasmen oder Trichomonaden, die meist bei Frauen auftritt. Die Erkrankung wird durch kalte Füße oder Durchnässung begünstigt. Durch die viel kürzere Harnröhre ist eine Blasenentzündung bei Frauen häufiger als bei Männern. Sie sollte nie als harmlos betrachtet werden, da eine Blasenentzündung zu einer Nierenbeckenentzündung führen kann.

Symptome: Häufiger, meist auch nächtlicher Harndrang. Brennen und Schmerzen beim Wasserlassen, die gegen Ende der Harnentleerung zunehmen. Fortbestehen des Harndrangs nach Blasenentleerung, trüber Harn; schwere Formen treten mit Fieber, Schüttelfrost sowie Eiter und Blut im Harn auf, oft mit Allgemeinerscheinungen wie Kopfschmerz, belegter Zunge, Ringe um die Augen, Müdigkeit und Übelkeit.

Chronisch: Langzeitige und in Schüben verlaufende Entzündung der Harnblase mit gleichen Symptomen, die auch ohne jegliches unangenehme Gefühl sein kann.

Anwendung: 3-mal täglich je 20 ml mit 25 ppm, besser 50 ppm einnehmen. Idealerweise 200 ml mit 3–5 ppm über den Tag verteilt schluckweise einnehmen.

Erfahrungsbericht: Weiblich, 22 Jahre. Schmerzhafte Blasenentzündung verschwand nach der Einnahme von 3-mal täglich einem halben Eierbecher mit 25 ppm

Eierstockentzündung, Eileiterentzündung

Oophoritis, Salpingitis

Eine meist bei jüngeren Frauen aufsteigende Entzündung der Eierstöcke oder Eileiter von der Scheide her; infolge einer Infektion durch Gonokokken, Streptokokken, Staphylokokken, Enterokokken, Chlamydien, Mykoplasmen oder Tuberkeln.

Symptome: Plötzlich einsetzende Krampfschmerzen im Unterbauch, häufig zum Kreuz ausstrahlend; unregelmäßig verlängerte oder verstärkte Regelblutung und Ausfluss von Sekret und Eiter. Häufig begleitet mit plötzlich hoch ansteigendem Fieber, manchmal mit Schüttelfrost, Erbrechen und Übelkeit, Schwindel, Magenschmerzen und Abwehrspannung der Bauchwand.

Anwendung: 2-mal täglich bis zu 30–50 ml mit 25–30 ppm oder höher einnehmen.

Harnröhrenentzündung

Urethritis

Eine durch Colibakterien, Staphylokokken, Streptokokken sowie Trichomonaden, Candidapilze, Chlamydien oder Mykobakterien ausgelöste Infektion der Schleimhaut der Harnröhre, die meist in Verbindung mit anderen Infektionen der Harnwege, der Prostata auftritt oder infolge einer Blasenuntersuchung, selten einer allergischen Reaktion im Intimbereich (meist der Frau).

Symptome: Fahlgelbe Haut, Juckreiz, Druckgefühl in der Blase mit einem ausstrahlenden Schmerz in die Leistengegend, häufigem Harndrang mit brennendem Schmerz beim Wasserlassen und schleimigem bis eitrigem Ausfluss. Selten tritt ein hohes Fieber mit auf.

Anwendung: 3-mal täglich 20 ml mit 25 ppm einnehmen, einige Tropfen lokal in den Unterbauch einreiben und 2-mal täglich (je 5–10 ml) mit 5–10 ppm die Scheide spülen.

Leukorrhö

Weißfluss

Eine Störung im Genitalbereich der Frau, die durch verschiedenste Erregerarten wie Bakterien, Einzeller, Pilze oder Würmer verursacht sein kann, aber auch als Begleitsymptom einer Eileiter- oder Scheidenentzündung sowie einer Harnröhrenentzündung auftritt.

Symptome: Milchig weißer, schleimiger bis dünnflüssiger Ausfluss der Scheide bei verschiedenen Erkrankungen, der mit Jucken oder Blutbeimengungen, oft auch mit einem allgemeinen Unwohlsein oder Schmerzen verbunden sein kann. Manchmal kann es zu einer Scheidenentzündung kommen.

Anwendung: 2–3-mal täglich mit 20–30 ml mit 25 ppm spülen und 2-mal täglich 20 ml mit 25–30 ppm einnehmen.

Erfahrungsbericht: Weiblich, 32 Jahre. Nach mehreren Spülungen mit Silberkolloid mit 10 ppm besserte sich der Ausfluss, hörte jedoch erst nach 10 Tagen vollständig auf.

Nierenbeckenentzündung

Glomerulonephritis

Eine meist akute, aufsteigende Entzündung des Nierenbeckens – meist durch Kolibakterien, Staphylokokken, Streptokokken, Gonokokken, Mykobakterien oder Trichomonaden ausgelöst –, die oft nach einer Blasenentzündung auftritt und durch Kälte oder Harnstau begünstigt wird.

Symptome: Appetitlosigkeit, Fieber und Schüttelfrost, Herpes labialis, heftige Kreuzschmerzen; Schmerzen oder ein Druckgefühl in der Nierengegend, die klopfempfindlich sind; trockene belegte Zunge, trüber flockiger Urin. In schweren Fällen kann die Harnausscheidung immer mehr zurückgehen oder ganz aufhören. Das Gesicht ist morgens geschwollen, vor allem um die Augen.

Die chronisch verlaufende Form ist durch mildere Symptome mit vereinzelten Fieberanfällen und Schmerzen beim Wasserlassen gekennzeichnet.

Anwendung: 2-mal täglich 20–30 ml mit 25 ppm oder besser 100 ml mit 25–30 ppm über den Tag verteilt einnehmen.

Erfahrungsbericht: Eine Woche lang 2-mal 30 ml 200 ppm. Dann wurde die Dosierung wöchentlich auf 100, 50, 25 und 10 ppm gesenkt. Nach der zweiten Woche mit 100 ppm bemerkte ich eine Besserung der Beschwerden. Eine Untersuchung beim Arzt ergab dann, dass keine Bakterien mehr vorhanden waren.

Prostatavergrößerung

Prostataadenom, Prostatahypertrophie

Eine meist nach dem 50. Lebensjahr bei Männern auftretende gutartige Wucherung der Vorsteherdrüse (Prostata), welche die Harnröhre abdrückt und dadurch zu Störungen beim Wasserlassen führt.

Symptome: Verzögerter Beginn des Wasserlassens, starker Harndrang (auch nachts) mit gleichzeitigem Abgang nur geringer Harnmengen; schwächer werdender Harnstrahl, wobei die vollständige Harnentleerung oft nicht mehr möglich ist. Schmerzen, Brennen und Ziehen beim Wasserlassen mit manchmal Blut im Urin. Es kommt häufig zu einem ständigen Tröpfeln aus der Harnröhre.

Anwendung: 3-mal täglich 20–30 ml mit 25–30 ppm einnehmen.

Erfahrungsbericht: Männlich, 67 Jahre. Meine Schlafunterbrechungen nachts wegen Harndrang sind seit einigen Wochen vorbei, nachdem ich wegen meiner Borreliose 3-mal täglich 20 ml 25 ppm Silber einnehme.

Erkrankungen des Verdauungstrakts

Blähungen

Flatulenz, Meteorismus

Eine durch Gärungs- und Fäulnisvorgänge auftretende übermäßige Gasansammlung im Magen-Darm-Trakt mit durch den After abgehenden Darmgasen.

Symptome: Oft mit einer Auftreibung des Leibes, Zwerchfellhochstand, Rumoren im Bauch, Völlegefühl, stark abgehenden, meist übel riechenden Blähungswinden verbunden; oft mit Krämpfen oder kolikartigen Schmerzen.

Anwendung: 3-mal täglich 20–50 ml mit 25–30 ppm einnehmen.

Chronisch entzündliche Darmerkrankung

CED (Colloitis ulcerosa oder Morbus Crohn)

Unter einer chronisch-entzündlichen Darmerkrankungen (CED) versteht man heute die symptomatische Zusammenfassung immer wiederkehrender (rezidivierender) und kontinuierlicher entzündlicher Erkrankungen des Darms, hauptsächlich jedoch die beiden Erkran-kungen *Colitis ulcerosa* und *Morbus Crohn*, die oft nicht so einfach unterscheidbar sind.

Symptome der *Colitis ulcerosa:* wiederkehrende (rezidivierende) bis zu 20 Durchfälle pro Tag, mit Darmblutungen und Darmkrämpfen. Häufig mit schleichendem Beginn, aber auch akute Phasen und schwersten Verläufe.

Problematisch im Alltag ist der Stuhldrang und die Stuhlinkontinenz mit zwanghaften Stuhlgängen, die zur körperlichen Schwächung führen, sowie Begleitsymptome bedingt durch den Mineralverlust und der Nebenwirkung durch verabreichte Medikamente. Starke Blähungen können im Schub zur erhöhten Stuhlfrequenz führen.

Oft gleichzeitig auftretend sind die Krankheitsbilder der ankylosierenden Spondylitis, Arthritis peripherer Gelenke mit wanderndem Befall großer Gelenke, Episkleritis, Erythema nodosum, Osteoporose, Osteopenie, PSC (primär sklerosierende Cholangitis), Sakroiliitis oder Uveitis (Iritis/Iridocyclitis).

Symptome des *Morbus Crohn:* Meist in Schüben von mehreren Wochen auftretende Bauchschmerzen und Durchfall, manchmal blutig. Die Schmerzen treten oft im rechten Unterbauch, nach dem Essen oder vor dem Stuhlgang auf. Auch ist oft Fieber, Gewichtsverlust, Appetitlosigkeit, Übelkeit und Erbrechen vorhanden, häufig mit einer Anämie verbunden.

Anwendung: Bei beiden Erkrankungen ist die Anwendung weitgehend ähnlich. 2- bis 3-mal täglich 30–50 ml mit 50–70 ppm einnehmen. *Dazu:* 2–3 Teelöffel indischer Flohsamen (ganze Körner) pro Tag einnehmen, zuvor mindestens 1 Stunde in 200 ml Wasser quellen lassen. 2-mal täglich, sowie 3 g Klinoptilolith in etwas Wasser einnehmen.

Dünndarmentzündung

Enteritiden

Eine entzündliche Infektion der Dünndarmschleimhaut durch Bakterien, Viren, Pilze oder Wurmbefall.

Symptome: Übel riechende Durchfälle, plötzliche krampfartige Bauchschmerzen, Blähungen, Erbrechen und leichtes Fieber; oft mit Appetitmangel, Übelkeit, Essunlust oder Völlegefühl.

Anwendung: Täglich 100–150 ml mit 25–30 ppm über den Tag verteilt einnehmen.

Erfahrungsbericht: Männlich, 54 Jahre. Nach einer 6-wöchigen Kur mit 5-mal täglich 50 ml einer 10-ppm-Lösung war die Entzündung gebessert; danach wurde sie über weitere 2 Wochen mit 3-mal täglich 20 ml 25 ppm weiterbehandelt.

Durchfall

Diarrhö

Eine durch Wasser verdünnte Stuhlausscheidung, die mehr als dreimal hintereinander als ungeformt, breiig oder wässrig abgesetzt wird. Meist infolge einer bakteriellen Infektion, reizenden, unverträglichen oder allergieauslösenden Nahrungsmitteln oder Lebensmittelvergiftungen, Wurminfektionen, Entzündungs- oder Tumorerkrankung.

Symptome: Die unzureichend eingedickte Stuhlmenge kann mit Schleim, Eiter oder Blut vermischt sein, oft mit krampfartigen Schmerzen, und führt in schweren Fällen zu weiteren gravierenden Befindlichkeitsstörungen.

Durchfall kann chronisch über eine längere Zeit anhalten oder in Abständen immer wieder auftreten.

Anwendung: 3-mal täglich 20–30 ml mit 25 ppm einnehmen.

Erfahrungsbericht: Männlich, 2 Jahre. Den Durchfall meines Kindes konnte ich stoppen, indem ich ihm stündlich 5 ml mit 25 ppm Silber, mit der gleichen Menge destilliertem Wasser verdünnt, gab.

Gallenblasenentzündung

Cholangitis, Cholezystitis

Eine Entzündung der Gallenblase bzw. der -gänge, infolge einer bakteriellen Infektion, meist vom Darm aus aufsteigend, selten auch auf dem Blutweg über die Leber.

Symptome: Plötzlich auftretend, eventuell intermittierendes Fieber oder Schüttelfrost, leichte Gelbsucht, örtliche Schmerzen und Druckempfindlichkeit unterhalb des rechten Rippenbogens mit Ausstrahlung zwischen die Schulterblätter, Erbrechen und einem sehr schlechten Allgemeinbefinden.

Chronisch: Druck- und Spannungsgefühl im rechten Oberbauch, Appetitmangel, morgendliche Übelkeit, Blähungszustände und eine Unverträglichkeit von fetten Speisen mit übel riechenden, blassen und schaumigen Stühlen.

Anwendung: 2–3-mal täglich 20–30 ml mit 25 ppm einnehmen.

Erfahrungsbericht: Weiblich, 63 Jahre. Eine diagnostizierte schmerzhafte Entzündung ohne Koliken besserte sich nach 3-mal täglicher Einnahme von je 20 ml 25 ppm; bis zur endgültigen Schmerzfreiheit dauerte es über 2 Wochen.

Magenschleimhautentzündung

Gastritis

Eine entzündliche Veränderung der Magenschleimhaut, die akut durch übermäßigen Alkoholgenuss, Rauchen oder als Nebenwirkung verschiedener Medikamente verstärkt auftritt.

Chronisch: Autoimmun oder durch Helicobacter-pylori-Infektion ausgelöst.

Symptome: Plötzlicher Beginn, meist nach Alkohol oder scharf gewürztem Essen; begleitet von saurem Aufstoßen, Blähungen, Druckgefühl oder krampfartigen Schmerzen im Oberbauch, von fadem Geschmack im Mund, Zungenbelägen, Mundgeruch, Erbrechen, Übelkeit, Völlegefühl und gelegentlichen Durchfällen. Es kann auch Schwindel auftreten.

Anwendung: 2-mal täglich 20–30 ml mit 25 ppm oder besser 100–150 ml mit 3–5 ppm über den Tag verteilt einnehmen.

Erfahrungsbericht: Männlich, 39 Jahre. Eine seit über 5 Jahren bestehende Gastritis besserte sich nach 2 Tagen mit 2-mal täglich 20 ml 25 ppm; endgültig verschwunden waren die Beschwerden erst nach einer konsequenten 12-wöchigen Einnahme.

Mundgeruch

Foetor ex ore

Entsteht durch flüchtige Schwefelverbindungen, die sich bei der Ausatmung unter die Atemluft mengen. Auslöser von Mundgeruch können lokale Ursachen in der Mundhöhle oder im Nasen-Rachen-Raum oder systemische Ursachen sein.

Lokale Ursachen: Mangelnde Mundhygiene, schlechter Zahnstatus, Genuss von Alkohol und Zigaretten, Entzündungen der Mundschleimhaut und/oder des Zahnfleischs, trockener Mund, Entzündungen des Zahnhalteapparats, andere Infektionen der Mundhöhle (z.B. Soor), Infektionen im Nasen-Rachen-Raum und maligne Tumore.

Systemische Ursachen: Allgemeinerkrankungen, z.B. Diabetes mellitus, Diabetisches Koma, Niereninsuffizienz, Leberzirrhose, Coma hepaticum und Ösophagusdivertikel, Nahrungs- und Genussmittel (Knoblauch, Alkohol), aber auch Hungern oder zu geringe Flüssigkeitsaufnahme sowie schwefelhaltige Medikamente.

Anwendung: 2-mal täglich mit 20 ml 10–15 ppm mindestens 1 Minute den Mundraum spülen und gurgeln und 2-mal täglich 10 ml 25 ppm einnehmen.

Erfahrungsbericht: Männlich, 41 Jahre. Ein unangenehmer, schon seit Monaten bestehender Mundgeruch war bei 2-mal 20 ml 25 ppm nach drei Tagen verschwunden.

Reizdarm

Colon irritabile

Eine chronische Entzündung, die selten den gesamten Dickdarm, meist jedoch das Darmende befällt; sie kann plötzlich einsetzen und jahrelang dauern.

Symptome: Häufige, schleimige Darmentleerungen, deren Folge Appetitlosigkeit, Gewichtsabnahme, Schwäche, oft auch Wadenkrämpfe sind. Sie verläuft schubartig, wobei anfallsfreie Zeiten mit kolikartigen Schmerzanfällen abwechseln.

Anwendung: 2-mal täglich 20–30 ml mit 25 ppm oder 100 ml mit 25–30 ppm über den Tag verteilt einnehmen.

Weitere Erkrankungen

Blutungen, Blutstillung

Hämorrhagie

Ein Austreten von Blut aus seiner Gefäßbahn und dessen Stillstand. Infolge innerlich oder äußerlich verletzten Arterien oder Venen, selten aus Organen oder Tumoren.

Symptome: Sichtbares »Bluten«, mit Abblassen im Gesicht. Bei innerer oder länger andauernder Blutung kann eine zunehmende Blässe, Schwäche und Kraftlosigkeit auftreten, die bis zum Schock führen kann. Bei Blutungen im Verdauungstrakt färbt sich der Stuhlgang schwarz.

Anwendung: Bei äußeren Verletzungen einige Tropfen mit 25 ppm in die Wunde eintropfen oder aufsprühen.

Brustdrüsenentzündung

Mastitis nonpuerperalis

Eine meist bei Wöchnerinnen in der Stillzeit auftretende Entzündung der Brustdrüsen. Infolge einer bakteriellen Infektion, Verletzung der Brust, durch Quetschung oder Stoß.

Symptome: Fieber, selten mit Schüttelfrost; schmerzhafte Schwellung, oft heiße, lokal gerötete Brust. Sind Lymphknoten in der gleichseitigen Achselhöhle angeschwollen, lässt sich eine harte Stelle ertasten. An den Brustwarzen können sich kleine Risse bilden. Dringt die Entzündung in den Brustmilchgang vor, kann sich ein eitriger Abszess bilden.

Anwendung: 1–2-mal täglich einige Tropfen mit 25 ppm auftragen oder aufsprühen, bei Bedarf zusätzlich 20–30 ml mit 25 ppm einnehmen.

Burn-out-Syndrom

Ein andauernder Erschöpfungszustand mit Gefühlen der inneren Leere und seelischen Verausgabung, der über mindestens sechs Monate andauert. Die Erkrankung wurde noch nicht eindeutig definiert und kann sehr unterschiedliche Symptome zeigen und durch unterschiedliche Ursachen begünstigt werden.

Symptome: Verminderte Leistungsfähigkeit, Hoffnungslosigkeit, Apathie und Depression; körperliche Beschwerden, die von Kopfschmerzen über Schlafstörungen bis hin zu Schmerzzuständen und Verdauungsproblemen reichen.

Anwendung: 2-mal täglich 20 ml mit 25–30 ppm einnehmen.

Erschöpfung

Ein durch Überbeanspruchung oder mangelnde Erholungsphasen hervorgerufener Zustand mit völligem Verbrauch der zur Verfügung stehenden Kräfte und Ressourcen.

Symptome: Stark verminderte Leistungsfähigkeit der Muskulatur und der psychischen Prozesse.

Anwendung: 2-mal täglich 30 ml mit 25–30 ppm einnehmen.

Erfahrungsbericht: Weiblich: Nachdem ich seit 2 Monaten täglich 2-mal 20 ml Silberkolloid mit 25 ppm gegen mein Rheuma verwende, hat sich auch mein Erschöpfungszustand zusehends gebessert.

Fieber

Febris

Eine veränderte Wärmeregulation der normalen Körpertemperatur mit erhöhter Körpertemperatur (über 38,5 Grad, im After gemessen), infolge einer Infektion mit Bakterien oder Viren. Fieber ist keine Krankheit, sondern nur ein Symptom und damit immer ein Hinweis für eine Erkrankung. Fieber unter 39 Grad ohne Krämpfe bei Kindern ist ein tolerierbarer Zustand, an dem die Eltern mehr leiden als die Kinder. Eine Körpertemperatur über 42 Grad bedeutet hingegen akute Lebensgefahr.

Symptome: Beschleunigter Puls, beschleunigte Atemzüge, Schüttelfrost mit folgendem Hitzegefühl und Schweißausbrüchen, geröteter Haut, Durst, Appetitlosigkeit und Kräfteabnahme. Manchmal treten Gelenk-, Muskel- und Kopfschmerzen auf. Bei Kleinkindern weisen Reizbarkeit, Weinen, Essstörungen, Ohrenreiben und Husten auf Fieber hin.

Anwendung: 2–3-mal täglich 20–50 ml mit 25 ppm einnehmen, damit gurgeln oder einige Tropfen auf die Brust auftragen und sanft einreiben. Bei Erwachsenen bis 30–50 ml, besser 100 ml mit 25–30 ppm über den Tag verteilt einnehmen.

Erfahrungsbericht: Männlich, 49 Jahre. Ein hohes Fieber, scheinbar ohne weitere Ursache, besserte sich schon nach der dritten Gabe mit 25 ppm und sank bis zum nächsten Morgen ganz ab.

Erfahrungsbericht: Weiblich, 9 Jahre. Plötzlich auftretendes hohes Fieber bis 39,5 Grad wurde nach 3-maliger Einnahme von 20 ml 25 ppm auf 37,8, nach weiteren 3 Einnahmen auf Normaltemperatur gesenkt.

Gelenkentzündung

Arthritis

Eine Entzündung der Gelenke, die »trocken« oder »exsudativ« verlaufen kann – oft in Schüben. Infolge einer entzündlichen Bindegewebserkrankung, einer Allergie oder eines Gelenkstumors.

Symptome: Das betroffene Gelenk ist meist geschwollen, schmerzhaft und bewegungseingeschränkt (zumindest morgens), selten gerötet und überwärmt. Bei chronischem Verlauf kommt es zu einem Funktionsverlust des Gelenks mit Fehlstellung und Kontraktur.

Anwendung: 2-mal täglich 20 ml mit 25–30 ppm einnehmen und 2-mal täglich einige Tropfen bis zu 10 ml mit 25–30 ppm auf das betroffene Gelenk auftragen und sanft einreiben oder aufsprühen.

Erfahrungsbericht: Weiblich, 48 Jahre. Nach 4-wöchiger Einnahme von 3-mal täglich 20 ml 25 ppm besserte sich die Entzündung im Hüftgelenk.

Gesichtsschmerzen

Trigeminusneuralgie

Ein meist einschießender, starker Schmerz im Verlauf des Gesichtsnervs aufgrund einer Reizung des im Gesicht verlaufenden Trigeminusnervs; bei Stirn- oder Kieferhöhlenentzündung, bei Zahngranulomen, Tumoren oder Herpes zoster im Gesichtsbereich.

Symptome: Blitzartige, bis maximal 60 Sekunden andauernder, mit extremer Intensität auftretender, meist brennender Schmerz in einem oder mehreren Ästen des Gesichtsnervs, mit dabei zuckender Gesichtsmuskulatur. Der Schmerz kann mit beschwerdefreien Intervallen immer wieder auftreten.

Anwendung: 2-mal täglich einige Tropfen mit 25–30 ppm lokal auftragen.

Immunschwäche

Geschwächtes körperliches Immunsystem

Immunstärkung: Anhebung der Aktivität des geschwächten Immunsystems, mit Verbesserung der Durchblutung, Veränderung der Temperaturtoleranz und Beschleunigung der Fressgeschwindigkeit der weißen Blutkörperchen.

Symptome: Anfälligkeit für Infekte und Pilzbefall, Reinfekte in kurzem Zeitabstand.

Anwendung: 3-mal täglich 10 ml mit 25–30 ppm oder kurmäßig über 4 Wochen täglich 100–150 ml mit 3–5 ppm einnehmen.

Impffolgen

Ein nach einer Impfung auftretender Folgeschaden, der schwer erkannt und nicht mit der Impfung in Zusammenhang gebracht wird. Impfungen mit Sechsfach- oder Achtfach-Impfstoffen werden bereits an Säuglingen vorgenommen. Der Wirkstoff enthält Quecksilber- oder Aluminiumverbindungen, welche als Depotgifte vom Körper nicht ausgeschieden werden können und die frühkindliche Entwicklung massiv beeinträchtigen können.

Symptome: Vertrauensverlust in die Mutter, Entwicklungsstörungen, Verhaltensauffälligkeiten, spätere Unfruchtbarkeit. Auch bei vielen Immunstörungen werden Impffolgeschäden diskutiert.

Anwendung: Möglichst zeitnah zur erfolgten Impfung 2-mal täglich 10 ml mit 25–30 ppm über einen Zeitraum von 3 Wochen einnehmen.

Lymphgefäß- und Lymphknotenentzündung

Lymphangitis, Adenitis

Eine Entzündung der Lymphgefäße und Lymphknoten; infolge einer bakteriellen Infektion, verschiedener Kinderkrankheiten, Lymphgefäßentzündungen, Leukämie oder dem Abbau einer Metastasierung.

Symptome: Schwellung mit rotfleckigen Gebieten; rote streifenförmige Schwellung unter der Haut, mit Schwellung der regionalen Lymphknoten.

Anwendung: 2–3-mal täglich 20–30 ml mit 25–30 ppm einnehmen und 2-mal täglich einige Tropfen mit 50 ppm lokal ohne Druck einreiben oder aufsprühen.

Mittelohrentzündung

Otitis media

Eine entzündliche Erkrankung des Mittelohrraums, oft mit Schmerzen und Schwerhörigkeit; meist infolge einer aufsteigenden Infektion nach einer Verletzung des Trommelfells oder über die Tuben. Die akute Form entsteht durch eine Infektion der Mittelohrschleimhaut, die mit einer Erkältung auftritt.

Symptome: Herabgesetztes Allgemeinempfinden, plötzlich auftretende, starke Ohrschmerzen, Ohrgeräusche, Hörverminderung mit Schwerhörigkeit bis Taubheit, hohes Fieber und im Spätstadium Ohrfluss, eventuelles Erbrechen.

Chronisch: Mit Schwerhörigkeit, die jedoch nicht stark ausgeprägt sein muss, mit dumpfem Gefühl im Ohr; Absonderungen und Schmerzen können fehlen.

Chronisch-eitrig: Ausfluss aus dem Ohr nach einem Trommelfelldefekt, häufig schubweise auftretend, oft mit Schmerzen; zunehmend stärker werdende Schwerhörigkeit.

Anwendung: Einige Tropfen mit 25–30 ppm konnten in Einzelfällen durch Einträufeln in die Ohren die Entzündung stoppen.

Erfahrungsbericht: Weiblich, 11 Jahre. Nach der dritten Mittelohrentzündung innerhalb von 9 Monaten hörte sie immer schlechter. Nach einer 6-tägigen Behandlung mit 25 ppm war die Entzündung ausgeheilt.

Mumps

Parotitis epidemica

Eine akute übertragbare hochansteckende Erkrankung durch den Mumpsvirus, die vorwiegend bei Kindern und Jugendlichen auftritt.

Symptome: Schmerzhafte nichteitrige Entzündung und Schwellung meist einer Ohrspeicheldrüse und anderer Speicheldrüsen sowie charakteristische Ohrenschmerzen und Beschwerden beim Kauen und Schlucken. Nach einem Vorstadium mit Appetitlosigkeit, Reizbarkeit, Hals- und Kopfschmerzen kommt es zu einem Fieberanstieg bis 40,5 Grad, oft mit Schüttelfrost. Die Ohrspeicheldrüse schwillt teigig und schmerzhaft an, meist zuerst einseitig, die andere Seite folgt nach wenigen Tagen. Nach 5–8 Tagen sinkt das Fieber ab, die Drüsenschwellung bildet sich zurück.

Anwendung: 2–3-mal täglich 20–50 ml mit 25–30 ppm oder 50–100 ml mit 3–5 ppm über den Tag verteilt einnehmen.

Mundausschlag

Aphten

Ein Ausschlag an Lippen und der Mundschleimhaut in Form kleiner, weißer oder gelblicher Flecken; infolge einer verminderten Abwehrlage mit der Anfälligkeit für Infektionen.

Symptome: Linsengroße, gelblich weiße Flecken, die zu einer schmerzhaften und unangenehmen, oberflächlichen Läsion führen. Die Bläschen verschwinden meist nach etwa 10–14 Tagen von alleine, ohne weitere Folgen.

Anwendung: Mehrfach täglich 10 ml mit 25 ppm zur Mundspülung einsetzen sowie 1-mal täglich 5–15 ml mit 50 ppm einnehmen, dazu zeitversetzt einige Tropfen mit 25–30 ppm auf die Zunge träufeln und im Mund behalten.

Mundschleimhautentzündung

Stomatitis simplex

Eine nichtansteckende Entzündung der Mundschleimhaut durch Bakterien, Viren oder Pilze.

Symptome: Schmerzhafte Entzündung mit Rötung und Schwellung, Blutungen, Belägen, Mundgeruch, vermehrter Speichelbildung und erschwerter Nahrungsaufnahme, mit einer Empfindlichkeit gegen heiße, saure oder gewürzte Speisen und Beschwerden beim Kauen oder Schlucken.

Sonderform: Soor (Stomatitis mycotica): Weiße, brennende Bläschen an Wangen, Zunge und im Rachen, die leicht abwischbar sind.

Anwendung: 2-mal täglich 30 ml mit 25–30 ppm zur Mundspülung einsetzen bzw. einnehmen und in halbstündigem Abstand tropfenweise einnehmen.

Erfahrungsbericht: Männlich, 18 Jahre. Nach der ersten Spülung mit 25 ppm schmerzfrei, Entzündung ging nach mehrmaliger Spülung am zweiten Tag zurück, nach 4 Tagen fast ausgeheilt.

Muskelschmerzen, chronisch

Fibromyalgie

Ein bisher weitgehend ungeklärter Krankheitszustand, mit chronischen Schmerzen in der Muskulatur.

Symptome: Über den ganzen Körper verteilte Schmerzen, ausgelöst durch Fingerdruck auf Muskeln, Muskelhüllen oder Sehnen. Chronische Müdigkeit und Erschöpfung, Schlafstörungen, Kopfschmerzen, kalte Hände und Füße, starke Schweißneigung, Zittern,

Gleichgewichtsstörungen, Empfindungsstörungen wie Taubheitsgefühl oder Kribbeln, Gelenkschmerzen und erhöhte Kälteempfindlichkeit, manchmal mit Gesichtsfeldausfällen und verschwommenem Sehen, Ängstlichkeit, Gedächtnis- und Konzentrationsstörungen, Depressionen und Stressempfindlichkeit.

Anwendung: 2-mal täglich 5–15 ml, besser 20–50 ml mit 25–30 ppm einnehmen.

Nagelfalzentzündung

Paronychie

Eine durch eine kleine Verletzung, rissige Nagelbette oder Nägelbeißen auftretende bakterielle Entzündung des Nagelfalzes, aufgrund verschiedener Bakterien wie Staphylokokken, Streptokokken oder des Hefepilzes Candida albicans.

Symptome: Mehr oder minder geröteter, geschwollener Bereich um den Fingernagel; berührungsempfindlich und schmerzhaft. Beim Fortschreiten der Entzündung bildet sich Eiter unter der Haut, mit stärker werdenden Klopfschmerzen, die durch Wärmeanwendung verschlimmert, durch kühlende Umwicklungen gelindert werden.

Anwendung: Mehrfach täglich einige Tropfen mit 25–30 ppm auftragen oder durch ein Fingerbad mit 3–5 ppm, besser noch 25–30 ppm einwirken lassen.

Erfahrungsbericht: Weiblich, 39 Jahre. Der Schmerz war schon nach der zweiten Behandlung mit 25 ppm verschwunden, die Entzündung besserte sich langsam und war bei täglich 3-maliger Behandlung nach 4 Tagen vollständig weg.

Nahrungsmittelallergien

Eine allergische Reaktion des Körpers durch den Verzehr von allergieauslösenden Nahrungs- und Genussmitteln, von Lebensmittelfarbstoffen, Geschmacksverstärkern oder Konservierungsstoffen.

Symptome: Erste Zeichen sind meist ein Hitzegefühl bei gleichzeitigem Ausbruch von kaltem Schweiß, Juckreiz, Übelkeit und Erbrechen. Bei stark sensibilisierenden Allergien kann durch eine massive Histaminfreisetzung ein Schock ausgelöst werden, der innerhalb von wenigen Sekunden bis zu einer Stunde nach Allergenkontakt auftreten kann. Er betrifft oft mehrere Organsysteme gleichzeitig, wobei am häufigsten das Herz-Kreislauf-System, die Atemorgane, der Magen-Darm-Trakt sowie die Haut betroffen sind.

Anwendung: 2-mal täglich 20–50 ml mit 25–30 ppm einnehmen. Dazu 1-mal täglich tropfenweise äußerlich auftragen und verteilen.

Regeneration

Rekonvaleszenz

Die Wiederherstellung, Erneuerung oder Neubelebung von Zellen, Geweben oder Organen auf körperlicher Ebene sowie der geistigen Kraft, Vitalität und der Stimmungslage auf psychischer Ebene.

Anwendung: 2-mal täglich 20–50 ml mit 25–30 ppm, oder kurmäßig 4 Wochen lang über den Tag verteilt 100–150 ml mit 3–5 ppm einnehmen.

Reise- und Seekrankheit

Kinetosen, Nausea

Eine vorübergehende Reaktion des Menschen auf ungewohnte, insbesondere schwankende oder drehende Bewegungsabläufe, vor allem auf Schiffen, durch monotones Rütteln in Automobilen oder Reisebussen, in der Eisenbahn, in Flugzeugen; mit einher geht das Gefühl, ohne Grund zu sein, ausgelöst durch eine Reizung des Gleichgewichtssinns.

Leichte Form: Appetitlosigkeit, Übelkeit mit blasser Gesichtsfarbe, Kopfschmerzen, Müdigkeit, Antriebsarmut, Schweißausbrüche und Schwindelgefühl.

Schwerere Form: Übelkeit, oft mit Erbrechen, Appetitlosigkeit, ausgeprägte Müdigkeit, Antriebslosigkeit, oft mit Darmbeschwerden oder Durchfall.

Schwere Form: Subjektiv schweres Krankheitsgefühl, Appetitlosigkeit oder Übelkeit, oft mit starkem Erbrechen von Magensaft und Gallenflüssigkeit, Ekelgefühl gegenüber jeglichen Nahrungsmitteln, Koordinationsstörung, völlige Antriebslosigkeit.

Anwendung: 1-mal täglich 20–50 ml mit 25–30 ppm einnehmen.

Rheuma

Chronische Polyarthritis

Eine chronisch-entzündliche, systemische, oft in Schüben verlaufende Erkrankung des Binde-, Stütz- und Muskelgewebes, mit Hauptmanifestation an Gelenkinnenhaut und Schleimbeutel; Ursache noch ungeklärt.

Symptome: Unspezifische Symptome wie Appetitlosigkeit, Gewichtsverlust, leichte Ermüdbarkeit, allgemeine Schwäche, eventuell leichtes Fieber; charakteristische Morgensteifigkeit und Kraftlosigkeit von anfänglich 30 Minuten, die im weiteren Verlauf mehrere Stunden anhalten kann. Dazu Gelenkschmerzen, die zunächst nur bei Bewegung, später auch schon in Ruhe auftreten; Gelenke sind heiß, gerötet und angeschwollen. Es kommt zu Zerstörungen und Verkrüppelungen der Gelenke. In späteren Phasen der Erkrankung können neben den Gelenken auch fast alle inneren Organe mit Bindegewebe geschädigt werden.

Anwendungen: 1–2-mal täglich 20–50 ml mit 25–30 ppm oder 100–150 ml mit 25–30 ppm über den Tag verteilt einnehmen.

Erfahrungsbericht: Weiblich, 51 Jahre. Nach 3-monatiger Anwendung von 3-mal täglich 20 ml 25 ppm waren die Schmerzen so weit vermindert, dass auf langfristig 2-mal 20 ml 12 ppm reduziert werden konnte.

Röteln

Rubeola

Eine weit verbreitete, infektiös-fieberhafte, gutartig und leicht verlaufende Viruserkrankung im Kindesalter, die nicht medikamentös unterdrückt werden sollte. Häufig ist nach Abklingen ein Entwicklungs- und Reifefortschritt des Kindes zu beobachten.

Symptome: Anfänglich mit Grippe- und Augensymptomen, Husten, Anschwellen der Lymphdrüsen, dem ein masernähnlicher kleinfleckiger, rosaroter Hautausschlag folgt, der hinter dem Ohr beginnt und sich auf den ganzen Körper ausbreitet. Lymphknotenschwellungen am Nacken und Hals sowie eine Milzschwellung mit leichtem, kurz andauerndem Fieber; selten ausgeprägtes Krankheitsgefühl, der Ausschlag verschwindet nach wenigen Tagen.

Anwendung: 2-mal täglich einige Tropfen mit 50 ppm lokal auftragen oder aufsprühen und dazu 100 ml mit 3–5 ppm über den Tag verteilt einnehmen.

Scharlach

Scarlatina

Eine akute, sehr ansteckende gefährliche Infektionskrankheit mit Streptokokken, die meist im Kindesalter auftritt.

Symptome: Plötzliches hohes Fieber über 39 Grad, Schüttelfrost, Kopf- und Halsschmerzen, Schluckbeschwerden und Erbrechen mit Appetitlosigkeit, Übelkeit. Die Zunge ist geschwollen, dunkelrot, weiß belegt, die Mundschleimhaut gerötet, die Mandeln entzündet und mit einem gelblich weißen Belag überzogen. Der Hautausschlag ist scharlachrot und feinfleckig und tritt besonders in den Achselhöhlen, der Leistengegend, den Wangen und dem Kinn auf. Nach dem Fieberabfall beginnt die Abschuppung der Haut.

Anwendung: 3-mal täglich 20–30 ml mit 25–30 ppm, besser noch 100–150 ml mit 25–30 ppm über den Tag verteilt einnehmen, dazu 20 ml mit 25–30 ppm zum Gurgeln verwenden sowie mindestens 1-mal täglich einige Tropfen mit 25–30 ppm, besser noch 50 ppm auf den Ausschlag aufsprühen.

Erfahrungsbericht: Männlich, 5 Jahre. Der Scharlachausschlag und das Fieber besserten sich nach mehrmaliger äußerlicher Abreibung mit einer 25-ppm-Lösung und gleichzeitiger Einnahme von täglich 3-mal 10 ml 12,5 ppm.

Sonnenstich

Heliosis

Ein schweres Krankheitsbild, das durch eine Reizung der Gehirnhaut durch eine zu lange direkte und starke ultravioletthaltige Sonneneinstrahlung auf den ungeschützten Kopf entsteht.

Symptome: Hochroter, heißer Kopf, kühle Haut mit Blässe, Kopfschmerzen, Unruhe, Schwindel, Übelkeit auch mit Erbrechen und Kollaps, hohes Fieber und Schüttelfrost.

Anwendung: Mehrfach hintereinander in halbstündigem Abstand 5–15 ml mit 25–50 ppm einnehmen.

Windpocken

Varizellen

Eine ansteckende Infektion mit dem Varicella-zoster-Virus, betrifft vor allem Kinder; gekennzeichnet durch einen typischen Hautausschlag.

Symptome: Anfänglich meist mit Kopf-, Gelenk- und Gliederschmerzen, leichtem Fieber und Lymphknotenschwellungen; der typische bläschenförmige Ausschlag tritt plötzlich am Körperstamm, am behaarten Kopf und Gesicht auf. Später können auch die Extremitäten und die Schleimhäute betroffen sein. Aus kleinen Knötchen entwickeln sich Bläschen mit klarer Flüssigkeit, die oft heftig jucken. Nachfolgend trocknen die Bläschen ein, verkrusten, heilen ab und verlaufen bei normaler Immunitätslage gutartig und ohne Nachwirkungen.

Anwendung: 2-mal täglich 20–50 ml mit 25–30 ppm, einnehmen, 2–3-mal täglich einige Tropfen mit 25 ppm auftragen oder aufsprühen.

Erfahrungsbericht: Männlich, 10 Jahre. Auf einer aufblühenden Neurodermitis nicht sofort erkannte Windpocken wurden mit mehreren Abreibungen des ganzen Körpers mit einer 25-ppm-Silberlösung gelindert. Dazu wurden über 5 Tage 3-mal täglich 10 ml 12,5 ppm eingenommen.

Wurmbefall

Oxyuren, Askariden

Eine durch verschiedene Wurmarten ausgelöste Erkrankung, meist über verunreinigte Nahrungsmittel verschluckte Maden-, Spul- oder Bandwurmeier. Die weiblichen Würmer verlassen nachts den After und legen ihre Eier in der Analregion ab.

Madenwürmer befallen hauptsächlich Kinder, mit Juckreiz am After, Schlafstörungen, Gewichtsabnahme, selten Entzündungen des Darms oder der äußeren Geschlechtsorgane.

Bei geringem Befall von *Spulwürmern* treten keine Beschwerden auf, bei starkem Befall können Bauchschmerzen, Übelkeit, Unterernährung und Blutarmut auftreten.

Die verschiedenen *Bandwürmer* (Fischbandwurm, Hundebandwurm, Fuchsbandwurm) können unterschiedliche Beschwerden hervorrufen, mit Bauchschmerzen, Durchfall und Gewichtsverlust; im Stuhl erscheinen weiße Bandwurmstücke.

Hundebandwürmer greifen die Lunge an, es kann zu Reizhusten kommen.

Fuchsbandwürmer können schwere Erkrankungen verursachen. Sie greifen die Leber an und führen zunächst zu einer Gelbsucht, die im weiteren Verlauf zu einer vollständigen Zerstörung der Leber führen kann.

Anwendung: Mindestens 14 Tage lang 2-mal täglich einige Tropfen mit 25–30 ppm am After auftropfen oder aufsprühen, bei Spulwurmbefall 2-mal täglich 20–50 ml mit 25–30 ppm oder 100 ml mit 10–15 ppm über den Tag verteilt einnehmen.

Erfahrungsbericht: Weiblich, 12 Jahre. Nach einer 5-tägigen Einnahme von täglich 3-mal 20 ml 25 ppm ging der Bandwurm ab.

Zahnbett- und Zahnfleischentzündung

Parodontitis und Gingivitis

Eine entzündliche, durch Bakterien verursachte Entzündung, die sich in einer weitgehend irreversiblen Zerstörung des Zahnhalteapparats zeigt. Als Parodontose bezeichnet man einen nicht-entzündlichen Schwund des Zahnbetts ohne vertiefte Zahnfleischtaschen und ohne Blutungsneigung des Zahnfleischs, wie es so nicht vorkommt. Der Begriff wird meist falsch verwendet.

Eine lang andauernde Zahnfleischentzündung (Gingivitis) kann auf den Kieferknochen, die Wurzelhaut und den Zement übergreifen. Dabei werden bakterielle Stoffwechselprodukte freigesetzt, die Abwehrreaktionen des Körpers auslösen. Die Immunantwort besteht aus verschiedenen Enzymen, die zur Zerstörung der Bakterien, aber auch des Eigengewebes und letztlich zum Verlust von Bindegewebe und Knochen führen.

Symptome: Rötungen, Schwellungen und Berührungsempfindlichkeit des Zahnfleischs, Zahnfleischbluten, eventuell bläuliche Verfärbung, Taschenbildung mit Eiterbildung am Zahnfleisch, Mundgeruch, Zurückgehen des Zahnfleischs, aber auch Geschwüre und Zahnfleischwucherungen und schließlich Lockerung und Verlust der Zähne.

In den meisten Fällen handelt es sich um ein chronisch schubweise verlaufendes Geschehen, vorwiegend bei Erwachsenen, das nur selten schmerzhaft ist und, von den Betroffenen meist unbemerkt, erst nach Jahren zu Zahnlockerungen führt.

Anwendung: 2-mal täglich 20–50 ml mit 25-30 ppm oder 30 ml mit 5–10 ppm durch die Zähne ziehen.

Erfahrungsbericht: Weiblich, 43 Jahre. Nach mehrmaliger Spülung mit jeweils einem Glas 12-ppm-Silberlösung ging die Entzündung merklich zurück. Ich wende nun seit 2 Monaten täglich abends eine Mundspülung mit 20 ml 25 ppm anstelle der abendlichen Zahnpflege an.

Systemische Erkrankungen

Als *systemische Erkrankungen* werden in der heutigen Medizin Krankheiten bezeichnet, die sich auf ein gesamtes Organsystem auswirken, wie etwa das Blut (Leukämie, Anämie), das Zentrale Nervensystem oder die Muskulatur als Ganzes. Den systemischen Erkrankungen stehen die lokalisierten Erkrankungen gegenüber, bei denen nur ein Organ oder ein Teil eines Organs betroffen ist. Im weiteren Sinn werden in der Schulmedizin auch Erkrankungen als systemisch oder generalisiert bezeichnet, die sich mehr oder weniger unspezifisch auf den gesamten Körper auswirken, wie Zuckerkrankheit, Rheuma, Sarkoidose, systemischer Lupus erythematodes, Sklerodermie oder Mukoviszidose.

Wir zählen zu den systemischen Erkrankungen auch alle Erkrankungen, die sich durch eine Störung des Immunsystems über den gesamten Organismus ausbreiten können. In solchen Fällen ist trotz vieler Lokalsymptome ein Behandlungserfolg nur bei einer das gesamte Regulationssystem erfassenden Vorgehensweise möglich.

Da eine systemische Erkrankung in erster Linie durch das Versagen der körpereigenen Regulationsvorgänge entsteht, ist der »Infektionsweg« weitgehend unwesentlich. Es ist vielmehr wichtig, systemische Erkrankungen in erster Linie über eine Regulation der Körpersäfte, die Stärkung des Immunsystems, eine Ausleitung der im Körper akkumulierten Giftstoffe und dann über eine spezielle Behandlung der vorhandenen Symptome zu kurieren. Dabei kann in jeder Behandlungsphase kolloidales Silber eine wirkungsvolle Unterstützung sein. Der Ansatz, zuerst mit Antibiotika die vorhandenen Symptome zu lindern, führt nur zu einer Unterdrückung der Erscheinungen, wodurch die Behandlung oder gar Heilung etwa einer Borreliose ganz erheblich erschwert wird. In der alternativen Medizin werden Symptome so weit gelindert, bis das Leben wieder erträglich ist, zugleich wird jedoch der Körper darin unterstützt, sein Gleichgewicht selbst wieder herzustellen. Erst wenn dies weitgehend erreicht ist und die Lebenskräfte in gewohntem Maße wieder zurückgekehrt sind, sind Maßnahmen zur Entgiftung und Schadstoffausleitung angezeigt, ansonsten würde der Körper durch Überforderung erneut in eine Krise gestürzt. Eine erfolgreiche Entgiftung, so anstrengend sie je nach Methode auch sein mag, ist jedoch der beste Garant für eine künftige stabile Gesundheit. Die verbliebenen Symptome sollten sich dann leicht kurieren lassen.

Am meisten Erfahrungen liegen aus den letzten Jahren mit Borreliose und Multipler Sklerose vor, erst wenige mit der Epstein-Barr-Erkrankung. Auch zu Tumorerkrankungen, insbesondere Hautkrebs, liegen einzelne zuverlässige Fallbeschreibungen vor.

Borrelia-Erkrankung

Borreliose

Eine weit verbreitete chronische bakterielle Erkrankung, meist durch Zecken übertragen und verursacht durch eine Infektion mit Erregern verschiedener Borrelia-Arten.

Symptome: Unspezifisches Krankheitsbild, das selten richtig erkannt wird. Nach einer Latenzzeit kommt es zu Herzbeschwerden mit Hautbeteiligung und zu neurologischen Symptomen, die in chronische Gelenksentzündung und Gehirnhautentzündung übergehen können.

Die Liste der in der medizinischen Literatur der letzten Jahre beschriebenen Symptome aus sicheren Borreliosefällen wird immer länger. Inzwischen zählen Symptome aus folgenden Erkrankungsbereichen dazu: Allergien, Alzheimer, Arthrose, chronische Müdigkeit bis zum Burn-out-Syndrom, Depressionen, Diabetes, Migräne, Muskelabbau und Muskelschmerzen, chronische Entzündungen, Persönlichkeitsveränderungen, Schlafstörungen, Seh- und Sensibilitätsstörungen bis zur vollständigen Lähmung. Betroffen sein können folgende Organe: Augen, Bauch, Bronchien, Herz, Gehirn, Nerven. Die Erfahrungen und Erfolge mit kolloidalem Silber und anderen naturheilkundlichen Mitteln sind so umfangreich, dass sie in einem eigenen Buch behandelt werden (siehe Literatur sowie Seite 167ff.).

Anwendung: Das Behandlungsschema der Borreliosetherapie ist individuell anzupassen. Grundlage ist die Einnahme von kolloidalem Silber: 1–2 Wochen 3-mal täglich 20 ml mit mindestens 50 ppm; anschließend 1–2 Wochen 3-mal täglich 20 ml mit 25 ppm und dann mindestens 3 Monate beziehungsweise bis zu 12 Monate 2-mal täglich 20 ml mit 25 ppm. Aufgrund der über einen längeren Zeitraum benötigten Menge und da vor allem bei Neuroborreliose das Silberkolloid sehr frisch sein muss, ist die Anschaffung eines eigenen Geräts sinnvoll.

Je nach den vorliegenden Symptomen ist die Dosierung in jeder Behandlungsphase neu anzupassen und durch weitere Maßnahmen zu ergänzen. Siehe dazu das Buch »Naturheilverfahren bei Borreliose« der gleichen Autoren, in dem die hundertfach erprobte Behandlung für Selbstanwender nachvollziehbar dargestellt ist.

Erfahrungsbericht: Männlich, 53 Jahre. Borreliose mit Sprachstörung besserte sich erheblich innerhalb der ersten vier Wochen nach täglich 2-maliger Einnahme von 20 ml 25 ppm.

Immunschwäche
Geschwächtes körperliches Immunsystem

Immunstärkung: Anhebung der Aktivität des geschwächten Immunsystems mit Verbesserung der Durchblutung, Veränderung der Temperaturtoleranz und Beschleunigung der Fressgeschwindigkeit der weißen Blutkörperchen. Viele Erkrankungen können erst dadurch entstehen, dass als Grundlage eine Immunschwäche vorliegt.

Symptome: Anfälligkeit für immer wieder auftretende Infekte und ungewöhnlicher Pilzbefall, vor allem im Verdauungstrakt.

Anwendung: 3-mal täglich 20 ml mit 25–30 ppm oder kurmäßig über 4 Wochen täglich 100–150 ml mit 3–5 ppm einnehmen.

Erkrankungen bei Tieren

Kolloidales Silber hilft bei erkrankten Tieren ebenso gut wie bei erkrankten Menschen und wird intensiv in der Tierheilkunde eingesetzt. Über Behandlungen kranker Tiere liegen inzwischen unzählige Berichte vor. Auch auf den verschiedenen Internet-Tier-Foren werden immer wieder Behandlungserfolge beschrieben. Bei den meisten Tieren kann kolloidales Silber auch als Pflegemittel mit antiseptischer Wirkung eingesetzt werden. Wir behandeln die Tiere auf unserem Hof (Katze, Papagei, Igel) und der Nachbarschaft (Hase, Hund, Pferd, Ziegen) ausschließlich mit kolloidalem Silber.

Bisher liegen Informationen über die Behandlung mit kolloidalem Silber für folgende Tiere vor:
Insekten: Bienen
Amphibien: Frösche und Lurche
Reptilien: Echsen, Leguane und Schlangen
Nager: Chinchillas, Hasen, Kaninchen, Zwerghasen, Meerschweinchen, Ratten, Mäuse und Springmäuse
Wiederkäuer: Rinder, Schafe, Ziegen
Pferde: Pony, Lama, Kamel
Singvögel: Kanarienvögel, Finken
Papageienvögel: Sittiche, Kakadus und Papageien

Im Internet weitere finden sich darüber hinaus Berichte über die Behandlung von Strauße, Rehen, Hirschen und verschiedenen anderen Wildtieren aus Zuchtgehegen, sowie über Behandlungen von Lamas und Kamelen mit positivem Ausgang.

Das kolloidale Silber wird Tieren aus praktischen Gründen meist über das Trinkwasser verabreicht, besser wäre jedoch eine unverdünnte Verabreichung. Dies ist nur bei einigen zutraulichen Haustieren oder Kleintieren möglich. Bei Groß- oder Wildtieren scheitert die direkte Gabe praktisch immer.

Das Einmischen von kolloidalem Silber in das Futter halten wir nicht für optimal, da dabei das kolloidale Silber relativ schnell unwirksam wird. Manchmal ist es allerdings die einzige Möglichkeit.

Genügend Erfahrungen haben wir bei folgenden Tieren und den nachstehend aufgezählten Erkrankungen/Symptomen, wobei das kolloidale Silber relativ unproblematisch eingesetzt werden.

Für *Pferde* bei Abszess und Ekzem, Augenentzündung, Durchfall, Mauke, Satteldruck, Einschuß, Scheuerstellen, gegen Streptokokken, bei Verletzungen im Maul, bei Hufproblemen, chronischen Wunden und Bisswunden. In der Pferdezucht fällt zum Beispiel nach einer Vorbehandlung der Geschlechtsteile mit kolloidalem Silber die für den Deckvorgang erforderliche Tupferprobe in der Regel günstig aus.

Für *Wiederkäuer*, insbesondere *Milchkühe* bei Euterentzündung und Verletzungen.

Für *Katzen* und *Hunde* bei Giardien, Katzenschnupfen und Toxoplasmose; bei Abszessen, Ekzem, Katzenakne, Fellverlust und Bisswunden; bei Zahnfleischentzündung und Maulgeruch; bei Kratz- und Bissverletzungen, Hautpilz, Juckreiz, Schuppen; wunden Pfoten, Krallenproblemen und Zeckenbissen, entzündeten Augen und Gerstenkorn, zur Ohrenpflege; bei Vorhautentzündung; Erkältung, Durchfall, Zwingerhusten.

Für *Nager* bei Augenentzündung, Schnupfen und Erkältung, bei Verletzungen, Bisswunden, Tränensackentzündung, Juckreiz, Durchfall, Husten, chronischem Schnupfen, wunden Läufen, Geschwüren, bei Maulfäule, Hautkrankheiten und Hautpilz, Kokzidien, Fellverlust.

Für *Reptilien* bei Verletzungen und Bissen.

Für *Vögel* bei Verletzungen, Federpicken und Juckreiz, Durchfall, Geschwüren, Hautkrankheiten und Hautpilz, Psittakose (Papageienkrankheit), Mauserprobleme.

Innere und äußere Anwendung von kolloidalem Silber bei Tieren

Bei *Verletzungen und Wunden aller Art* wie Kratz-, Biss-, Brand-, Schürfwunden u.ä. aber auch Satteldruck- und Scheuerstellen werden die Hautstellen einfach besprüht. Sie entzünden sich nicht und heilen schnell ab. Bei größeren Verletzungen oder chronischen Wunden werden getränkte Kompressen aufgelegt und wenn notwendig mit Pflaster fixiert. Normaldosis 25–50 ppm.)

Bei *Hautproblemen* wie Katzen-Akne, Hautpilze, Ekzeme, Juckreiz u.ä. sowie bei Euterentzündungen von Kühen, Schafen und Ziegen wird kolloidales Silber auf getropft und verteilt oder aufgesprüht. Normaldosis 25–50 ppm; bei Großtieren bis 100 ppm.

Bei *Entzündungen und Verletzungen an/in Augen, Ohren und Nase*, bei *Parasiten* wie Ohrmilben, wird kolloidales Silber als Augen-, Ohren–, Nasentropfen eingeträufelt. Normaldosis: 25 ppm.

Bei *Entzündungen des Kiefers, Mauls, und des Zahnfleischs* wird das kolloidale Silber eingenommen, ebenso bei Verletzungen im Maul/Schnabel und gegen Maulgeruch. Normaldosis 25 ppm.

Bei *Infektionen* wie Schnupfen, Erkältung, Grippe, Durchfall wird kolloidales Silber einige Tage in erhöhter Dosierung gegeben.

Erfahrungsberichte aus dem Internet (aus: lightbook.jimdo.com)

1. »Ein Hund mit einem Gangrän genas in kürzester Zeit nach innerlicher und äußerlicher Behandlung mit kolloidalem Silber.«
2. »Ein Hund mit Infektion im Rachenraum verlor diese nach dreitägiger Behandlung mit Silberkolloid.«
3. »Sechs Fohlen wurden erfolgreich mit Silberwasser bei Diarrhöe (Escherichia coli) behandelt.«

4. »Bei einem Pferd mit Protozoenmyelitis hat jede Behandlung versagt, erst nach sieben Tagen Behandlung mit Flüssigsilber geht es ihm wieder gut.«
5. »Bei einer Stute mit Uterusinfektion ließen sich trotz Antibiotikabehandlung nach einem Monat noch Erreger nachweisen. Erst nach dreitägiger Behandlung mit kolloidalem Silber war sie bakterienfrei.«
6. »Eine Katze mit einem Riss im Ohr von einer Rauferei hatte eine Woche lang Eiter in der Wunde, trotz Salbe vom Tierarzt. Nach zweitägiger Behandlung mit kolloidalem Silber heilte diese vollständig ab.«

Dosierung bei Tieren

Da die Krankheitsbilder von Durchfall, Hautparasiten, Infektionen bis zu Verletzungen reichen, muss das kolloidale Silber jeweils auf die entsprechende Situation angepasst werden. Die Dosierung richtet sich dabei nach der Größe der Tiere und natürlich auch nach der Schwere der Erkrankung. Sie kann in etwa nach folgendem Schema eingesetzt werden:

Amphibien; Frösche, Lurche	2 x 5 ml 15 ppm
Reptilien: Echsen, Leguane und Schlangen	2 x 5 ml 15 ppm
Klein- und Singvögel: Kanarienvögel	1 x 1 ml 15 ppm
Papageienvögel: Sittiche, Kakadus und Papageien, Hühner und Enten	2 x 5 ml 15 ppm
Kleine Nager: Hamster, Mäuse, Ratten, Springmäuse	2 x 2 ml 15 ppm
Große Nager: Chinchillas, Kaninchen, Zwerghasen, Meerschweinchen	2 x 5 ml 15 ppm
Katzen, kleine Hunde und Hasen	2 x 5 ml 25 ppm
große Hunde, Schafe und Ziegen	2 x 30ml 25–50 ppm
Ponys, Pferde	2 x 30ml 25–50 ppm
Rinder	1 x 50ml 25–50 ppm

Bei der Abgabe von kolloidalem Silber an Wildtiere (auch verwilderte Haustiere) kann die unverdünnte, ideale Abgabe oft nicht realisiert werden. Es liegen jedoch schon genügend Erfahrungen vor, dass das kolloidale Silber auch in »normalem Wasser« (Trinkwasser) verabreicht werden kann. Problematischer ist immer noch die Untermischung von kolloidalem Silber unter das Futter (z.B. bei Hunden oder Katzen). Doch auch hier liegen inzwischen mehrere positive Erfahrungen vor. Bei wilden Katzen, Igeln usw. gibt es keine Alternative.

Beim äußeren Auftragen kann jeweils eine 25–50-ppm-Lösung verwendet werden – unabhängig von der Tierart und Größe, ausschließlich abhängig von der Größe des betroffenen Hautgebiets. Bei größeren Tieren ist eine mit kolloidalem Silber getränkte und fixierte Kompresse einer Aufsprühung oder Auftragung vorzuziehen.

Wundbehandlungen von Biss-, Riss-, Schürf- und Brandwunden sprechen bei Tieren genauso gut und schnell an wie beim Menschen. Ansonsten liegen uns bisher nur vereinzelte Erfahrungen der Behandlung von Tieren vor, z.B. zur Behandlung bei Euterentzündung von Milchkühen, Katzenseuche, Katzenschnupfen, Mauke und Staupe.

In der Facebook-Gruppe: »Kolloidales Silber als Medizin« sind inzwischen zahlreiche Beispiele mit Behandlungen von Tiererkrankungen (Arthrose, Haut- und Haarerkrankungen, Nierenerkrankung, Psittakose, Sarkom, Verletzungen) beschrieben.

Verabreichung bei Tieren

- Auf Haut oder Federn mit einer Zerstäuberflasche aufsprühen.
- Getränkte Kompressen auf die verletzte Haut, die offene Wunde oder das Fell auflegen und fixieren.
- Mit getränkten Kompressen die Haut (auch Euter oder Ohrinnenseite) oder das Fell abreiben.
- Mit einer Pipette in die offene Wunde, die Ohren oder 1 Tropfen in das Auge einträufeln
- Mit einer Plastikspritze und aufgesetztem Silikonschlauch in das Maul, auf die Nase (bei Katzen) oder in den Schnabel spritzen.

Mit einem Ultraschall-Vernebler das Tier im Käfig oder einer Transportbox benebeln, Dampf-Inhalationen sind mit kolloidalem Silber jedoch nicht möglich, die Hitzeeinwirkung bei der Verdamp-fung würde das Kolloid zerstören.
- ins Futter mischen (nur als äußerste Notlösung, wenn es nicht anders geht)
- Bei Pferden, vor allem bei Turnierpferden wird in den USA immer wieder eine kurmäßige Anwendung des kolloidalen Silbers empfohlen. Den Tieren geht es danach besser, sie sind agiler und ihr Fell glänzender. Die angegebenen Dosierungen liegen hier bei 1-mal 30 ml 25 ppm bis 2-mal 30 ml 30 ppm.
- Bei Milchkühen wird es auch intravenös injiziert oder bei Euterentzündungen in das Euter gespritzt.
- Bei Rindern ist eine vaginale Gabe leicht und ohne Probleme durchzuführen.

Fallbeispiele Tiererkrankungen

»Kolloidales Silber hilft definitiv bei Epilepsie, vielleicht verhindert es die Anfälle nicht ganz, aber es werden weniger, die Abstände werden größer. Unser 17-jähriger **Hund** bekommt jeden Tag 2-mal 30 ml kolloidales Silber 10 ppm in eine Schale, er trinkt es mit Begeisterung, hat keine Anfälle mehr und braucht auch keine Medikamente.«

»Mein **Pferd** bekommt im Fellwechsel immer Haarfollikel-Entzündung in der Sattellage (Dübeln). Nach mehrmaligem Sattelcheck, akribischem Sauberhalten der Decken, an die 10 verschiedenen Salben und Tinkturen vom Tierarzt, die alle nichts halfen, wurde halbjährlich mit Kortison unterspritzt.

Diesmal: 2-mal täglich 50 ppm kolloidales Silber äußerlich. Am nächsten Tag musste ich die Dübeln schon suchen. Nach 3 Tagen waren alle weg!«

»Der **Hund** meiner Tochter, jetzt 17 Jahre alt hat immer wieder Epilepsie-Anfälle, außerdem hatte er massive Probleme mit den Gelenken und wollte auch nicht mehr so gern laufen oder sich überhaupt bewegen. Wir hatten Angst, dass er bald stirbt.

Seit ca. 5 Monaten bekommt er regelmäßig kolloidales Silber. 30 ml 10 ppm, 2-mal am Tag, seitdem, selbst jetzt im November, keine Anfälle von Epilepsie mehr, und so fit, wie er mit 17 Jahren nur sein kann.«

Dosierung und Verabreichung beim Menschen

Da kolloidales Silber schon in kleinsten Mengen Krankheitserreger abtötet, reicht meist eine geringe Dosierung aus. Die Dosierungsangaben, die heute vorliegen, sind Praxiserfahrungen, die in den letzten Jahren gewonnen wurden. Dabei haben sich zwei verschiedene Richtungen herausgebildet, die beide mit ihren Dosierungsangaben Erfolge vorweisen können, die relative *Niedrigdosierung* und die *Hochdosierung*.

Wir tendieren eher zu einer Hochdosierung, wenn auch unserer Erfahrung nach mit Niedrigdosierungen oft gute, schnelle Ergebnis erzielt wurden.

Derzeit ist in dieser Frage keine endgültige und abschließende Antwort abzusehen. Es empfiehlt sich daher, die Dosierung und Einnahmedauer im Einzelfall zu ermitteln, am besten unter Zuhilfenahme des Muskeltests aus der Psychokinesiologie. Nach folgendem Abfrageschema lässt sich die optimale Dosierung leicht ermitteln:

- Anwendung äußerlich ja/nein
- Anwendung innerlich ja/nein
- optimale Konzentration in ppm
- Anzahl Einnahmen pro Tag
- Anzahl Esslöffel
- Dauer der Anwendung in Tagen
- Niedrigdosierungen liegen bei 1–2-mal 2 Esslöffel kolloidaler Silberlösung mit 3–5 ppm.
- Mitteldosierungen liegen bei 2–3-mal 10–20 ml kolloidaler Silberlösung mit 25–30 ppm.
- Hochdosierungen liegen bei 50–150 ml kolloidaler Silberlösung mit 25–30 ppm, teilweise auch 50 ppm.

10ppm vorwiegend zu großflächigen Desinfektionszwecken
25ppm allgemeine Dosierung über längere Zeit für die meisten Bakterieninfektionen und zur allgemeinen Anwendung
50ppm bis zu 14 Tagen bei Pilze, Viren und schwerere Bakterieninfektionen.
100ppm bis zu 8 Tagen bei hartnäckigen äußerlichen Pilzinfektionen, sowie schweren Akuterkrankungen
200ppm kurzfristig bis zu 5 Tagen (in seltenen Fällen auch länger) bei schwersten Akuterkrankungen

Wie etwa in der Homöopathie gibt es auch bei der Anwendung von kolloidalem Silber sehr verschiedene Auffassungen zur Dosierung: das kann sehr große Unterschiede in der Anwendung von 2–18 000 ppm bedeuten.

Extrem niedrige Dosierungen von 2–4 ppm, selbst bei schwersten Erkrankungen, sind aus Korea und Japan bekannt; extrem hohe Dosierungen von 12 000–28 000 ppm sind aus den USA und Kanada bekannt. Beide Seiten begründen ihre Ansicht mit therapeutischen Erfolgen, jeweils durch ein theoretisches Konstrukt begründet, das nur für die jeweiligen Theoretiker schlüssig ist.

Kolloidale Silberlösungen sollten entgegen früherer Empfehlung bei der Einnahme nicht oder nur selten mit Wasser verdünnt werden. Prinzipiell werden bei akuten Erkrankungen mit höheren Mengen der Silberlösung und vermehrten Gaben bessere Erfolge erzielt. In akuten Krankheitssituationen kann die tägliche Dosis unserer Beobachtung nach bedenkenlos erhöht werden auf eine 200-ml-Lösung. Dies wurde in den letzten Monaten von vielen anderen Therapeuten bestätigt. Größere Mengen, die über der Tee- bzw. Esslöffelmenge liegen, werden schlückchenweise über den Tag verteilt eingenommen.

Bei chronischen Erkrankungen kann die vorgeschlagene Dosierung zuerst gesteigert werden, zu etwa der doppelten oder dreifachen Dosis für 1 bis 1½ Wochen, und sollte dann wieder auf das Niveau der Erhaltungsdosis gesenkt werden.

Kolloidale Silberlösungen sollen möglichst zwischen den Mahlzeiten eingenommen werden. Bei Erkrankungen des Verdauungstrakts, vor allem aber des Dickdarms, sollte die Silberlösung schnell getrunken werden. Ansonsten ist es besser, die Silberlösung im

Mund zu »kauen«, damit die Wirkstoffe bereits über die Mundschleimhaut aufgenommen werden. Eine Darmkur soll etwa vierzehn Tage hochdosiert durchgeführt werden, dann kann die Menge auf die Hälfte reduziert werden. Nach vier Wochen die Kur aussetzen und bei Bedarf Mittel zum Aufbau der Darmflora einnehmen.

Zur Gesunderhaltung oder Vorbeugung genügt es, einen Esslöffel kolloidales Silber regelmäßig täglich einzunehmen. Es kann sinnvoll sein, in der kalten Jahreszeit vier Wochen lang mit kolloidalem Silber das Immunsystem zu unterstützen.

Bei Stoffwechselerkrankungen wird kolloidales Silber so lange eingenommen, bis Besserung bzw. Symptomfreiheit eintritt; danach mindestens 14 Tage weiter in gleicher Dosierung.

Für äußerliche Behandlungen werden die betroffenen Stellen lokal mit kolloidaler Silberlösung eingerieben oder ein mit kolloidaler Silberlösung getränkter Verband oder eine Kompresse angelegt. Die kolloidale Silberlösung kann auch direkt in das Auge oder in eine Wunde getropft werden.

Für Kinder muss die Mengendosierung entsprechend verringert werden, z.B. halbe Dosis, bei Kleinkindern die Konzentration (5 ppm).

Bei Neugeborenen und Babys kann kolloidales Silber schon kurz nach der Geburt äußerlich eingesetzt werden, so z.B. bei Augenentzündungen

Zur Verabreichung

Kolloidales Silber sollte weder mit Metall noch mit Plastik in Berührung kommen. Die Mengenangabe in Form von Teelöffeln und Esslöffeln ist daher als reine Dosierungshilfe zu verstehen. 1 Esslöffel entspricht etwa 10 ml, 1 Teelöffel etwa 5 ml kolloidaler Silberlösung. Messen Sie mit Wasser ab, wie viel die jeweilige Menge in einem Schnapsglas (20 ml) ausmacht. Nehmen Sie das kolloidale Silber stets aus dem Schnapsglas, einem anderen Glasgefäß oder einem Keramiklöffel ein.

Kurze Fallbeispiele

»Heute drückte ich das letzte Tofu-Schnitzel nochmals mit der Gabel platt – und landete mit der Spitze des Zeigefingers feste in der Pfanne. Mein Gebrüll war laut – meine Reaktion schnell: Silberverband drauf – wirklich sofort schmerzfrei.«

»...auch bei einer Verbrennung mit so einer fiesen kleinen Brennnessel, die sonst Stunden nervt!«

»Mein Kind (11), mit akuter Angina, hohem Fieber und starken Schmerzen. Habe ihm 50 ppm kolloidales Silber gemacht, anfangs stündlich einen Schluck einnehmen lassen, dann reduziert und siehe da: Das Kind war nach 2 Tagen topfit.«

»Meine kleine Maus bekommt seit 1 Woche kolloidales Silber, 50 ppm, 1 TL. Haut ist super! Neurodemitis geht zurück. Kind ist aufgeweckt und fröhlich (vorher schlapp und immer müde).«

»Meine Kleine hat Alopezie totalis (autoimmun), also auf dem Kopf keine Haare, Augenbrauen und Wimpern sind auch weg. bzw. waren weg: Die Wimpern kommen jetzt offensichtlich wieder.«

»Juckende Narbe am Ohr (Ohrspeicheldrüse wurde entfernt), kann mich manchmal nicht beherrschen und kratze mich blutig, mit richtig nassen Kosmetikpad abtupfen und trocknen lassen. Das Jucken hört schnell auf, die blutigen Stellen verheilen schneller.«

»Habe immer wieder Abszesse an der Brust, mit denen ich mich sonst wochenlang herumplage. Jetzt habe ich 4 Tage lang kolloidales Silber 50 ppm je ein Schnapsglas getrunken. Der Abszess öffnete sich bereits am dritten Tag und nach 5 Tagen war er komplett verschwunden.«

Risiken, Grenzen und Nebenwirkungen

»Kolloidales Silber steht nicht im Konflikt mit irgendeiner anderen Medikation und führt auch nicht zu Magenbeschwerden. Tatsächlich ist es eine Verdauungshilfe. Es brennt nicht in den Augen. Medizinjournal-Berichte und dokumentierte Studien der letzten hundert Jahre sprechen von keinen Nebenwirkungen durch oral oder intravenös verabreichtes Silberkolloid, weder bei Tieren noch bei Menschen. Es wurde mit hervorragenden Ergebnissen bei hochakuten Gesundheitsproblemen eingesetzt. Ohne übertreiben zu wollen: Es ist an der Zeit, kolloidales Silber nicht nur als sicherste, sondern auch als wirksamste Medizin der Welt anzuerkennen.«

Metcalf, in: *Perceptions Magazine* 310/1995: 34f.

Jede Therapie, die mentale und psychische Aspekte in ihrer Behandlung nicht berücksichtigt, kann auf Dauer nur Teilerfolge erzielen. Insofern ist auch kolloidales Silber kein Allheilmittel, das die bewusste Auseinandersetzung mit der Krankheit und den eigenen Lebensumständen überflüssig macht. Dennoch ist an dieser Stelle auf die noch wenig erforschte psychorelevante und stimmungsaufhellende Wirkung der Silberlösung hinzuweisen.

Kritische Stimmen meinen, bei einer Langzeitanwendung von höher dosierten Silberpräparaten könnte es zur Kumulation mit Ablagerungen von Silber in Haut, Augen und inneren Organen kommen; allerdings ist dazu insgesamt eine Menge von 3,8 g elementarem Silber nötig.

Bisher sind Nebenwirkungen nicht bekannt. Als Erstreaktion können sich die Beschwerden kurzfristig verschlechtern; Begleiterscheinungen wie etwa Müdigkeit oder Schüttelfrost klingen nach zwei bis drei Tagen wieder ab. In seltenen Fällen reagieren Patienten anfänglich mit Stimmungsschwankungen oder mit leichter Übelkeit. Blähungen können, müssen aber auch bei längerer Einnahme nicht auftreten.

Schulmedizinische Präparate mit hohem Silbergehalt dagegen können, besonders bei Verwendung über einen längeren Zeitraum hinweg, irreversible Silberablagerungen im Organismus verursachen, die u.a. zu Argyrie (Dunkelverfärbung der Haut), Argyrose (lokale Einlagerungen, insbesondere am Auge) und neurologischen Beeinträchtigungen führen können. Auch in Gefäßen und inneren Organen wie Leber, Nieren, Milz und im Zentralnervensystem lagert sich Silber ab.

Im Zusammenhang damit sind chronische Oberbauchschmerzen und zentralnervöse Erkrankungen wie Geschmacks- und Gehstörungen, Schwindel- oder Krampfanfälle als Wirkungen von Silbernitrat-Präparaten in den vergangenen 100 Jahren mehrfach beschrieben.

Die Auslösung einer echten Silberallergie konnte in den letzten Jahren noch nicht beobachtet werden. Vermutlich liegt dies jedoch auch daran, dass zur Herstellung von kolloidalem Silber ein hoher Reinheitsgrad der Elektroden verwendet wird, der von allergieauslösendem Silberschmuck nie erreicht werden kann. Silber zu Schmuckzwecken enthält immer weitere Metalle, zum Beispiel Kupfer und Nickel, aber auch Cadmium.

Kolloidales Silber ist therapeutisch eingenommen (das heißt über einen begrenzten Zeitraum) selbst in hohen Dosierungen unserer Erfahrung nach ungiftig und frei von Nebenwirkungen. Einige Mitarbeiter der amerikanischen Gesundheitsbehörden verweisen auf die Gefahr der Argyrie (schieferfarbene Hautverfärbung). Argyrie hat sich bisher nur bei Personen gezeigt, die über Jahrzehnte Silberproteine (also kein reines Silber) zu sich genommen haben. Zu einer durch kolloidales Silber hervorgerufenen Argyrie gibt es keine sicheren Belege (vgl. hierzu Seite 31).

Vielmehr zeigte sich, dass Personen, die auf Silberschmuck allergisch reagieren, kolloidales Silber ohne Probleme einnehmen können. Selbst hohe Konzentrationen von 2-mal 50 ml 50 ppm täglich (= 5 mg Silber) wurden von Silberschmuck-Allergikern gut vertragen.

Ich bezweifle inzwischen, dass es eine allergische Reaktion auf Silber überhaupt gibt. Im Anwendungszeitraum von 10 Jahren wurde noch kein einziger Fall beobachtet.

In der Facebook-Gruppe »Kolloidales Silber«, als Medizin, die seit März 2011 besteht und über 8800 Mitglieder (Ende 2014) hat, wurde noch kein Fall von Allergie gegen kolloidales Silber beschrieben. Bisher auch in keiner der anderen 12 Facebook-Gruppen, die ich kenne. Auf den sehr umfangreichen Internetseiten von Barwick, bzw. weiteren 40 Internetseiten aus 18 Ländern zu kolloidalem Silber habe ich bisher nichts gefunden.

Bei einer Einnahme großer Mengen sollte die Ernährung durch Joghurt oder Laktobakterien ergänzt oder der mögliche Verlust von Bakterien anderweitig kompensiert werden. Anders als Antibiotika schwächt kolloidales Silber nicht das Immunsystem, sondern entlastet es, ja kräftigt es sogar in hohem Maße.

Kolloidales Silber in der Schwangerschaft

Die Frage nach der Einnahme von kolloidalem Silber während der Schwangerschaft (und in der Stillzeit) stellt sich immer wieder. Absolut sicher kann diese Frage nicht beantwortet werden, aber aus den letzten 10 Jahren liegen bisher noch keine wirklich negativen Meldungen dazu vor.

Ich setze in dieser Zeit ebenfalls die 25 ppm ein, versuche aber die Einnahme des kolloidalen Silbers nur solange anzusetzen, wie es unbedingt notwendig erscheint. Aber: wie schon erwähnt, liegen mir bisher überhaupt noch keine negativen Erfahrungen vor.

Dass Ärzte prinzipiell vor der Einnahme von kolloidalem Silber warnen, bedeutet nicht, dass diese Warnung auch gerechtfertigt ist, denn sie verordnen »wenn notwendig« viel giftigere Medikamente, wie die Beispiele Duogynon und Contergan zeigen.

Kolloidales Silber ist ein Mittel, das nur dann eingesetzt wird, wenn auch Symptome vorliegen. Es wird nicht prophylaktisch eingesetzt. Wenn während der Schwangerschaft (oder Stillzeit) Beschwerden auftreten, verordnet jeder Arzt auch die schwersten Medikamente, ohne groß zu zögern.

Kolloidales Silber in der Stillzeit und bei Neugeborenen

Eine immer wieder auftretende Frage in der Praxis, aber auch in den Internet-Foren betrifft die Anwendung von kolloidalem Silber während der Stillzeit; einerseits innerlich durch die stillende Mutter, andererseits äußerlich bei einer Brustdrüsenentzündung oder ähnlichem.

Ich habe mehrere Jahre gebraucht, um die Angst in mir zu überwinden, dass kolloidales Silber zu einer Argyrie bei Babys führen könnte, wenn es beim Stillen eingesetzt wird. In mehreren Fällen von Hauterkrankungen bei Babys entschloss ich mich zusammen mit den Eltern, kolloidales Silber einzusetzen, zuerst äußerlich, dann auch innerlich. Die Alternative zu kolloidalem Silber wären Medikamente mit viel höherem Gefährdungspotenzial gewesen.

Bisher gaben die Behandlungsergebnisse uns recht, Nebenwirkungen traten nicht auf. Der Kanadier Barwick zerstreute gleichzeitig mit den Veröffentlichungen auf seiner Homepage weiter meine Bedenken. In den USA wurde inzwischen bei Hunderten von stillenden Frauen und bei Neugeborenen das kolloidale Silber eingesetzt, und es gab bei korrekt hergestelltem kolloidalem Silber bisher noch kein Problem. Selbst die anfangs zurückhaltende Gabe von 5–10 ppm wurde in mehreren Fällen bis zu 20 ppm erhöht. Inzwischen versuche ich allerdings eher 3 x 5 ml 10 ppm einzusetzen, wenn es keine Alternative dazu gibt.

Wirkungsausschluss

Es liegen bisher erst wenige Erfahrungen und keine nach physiologischen Mechanismen nachvollziehbare Begründungen für den Einsatz von kolloidalem Silber bei Tumorerkrankungen, Bluterkrankungen, Nierensteinen, Knochenwachstumsstörungen, Herzmuskel- und Durchblutungsstörungen, Nervenstörungen und Nervenerkrankungen, Lähmungen und spastischen Krämpfen, angeborenen Defekten, Sinnesstörungen, Gehirn- oder Gedächtnisleistungsstörungen sowie psychosomatischen und psychischen Beschwerden vor.

Degenerative Augenerkrankungen, wie etwa Makuladegeneration, sprechen auf kolloidales Silber kaum an. Ebenso ist der Einsatz von kolloidalem Silber bei Polypen der Nase nicht sinnvoll. Bisherige Einsätze brachten keinen Erfolg

Interessanterweise brachte die therapeutische Anwendung des kolloidalen Silbers in den letzten Jahren immer mehr positive Ergebnisse bei Erkrankungen, die eigentlich nicht in das Schema der »normalen Silberanwendung« gehören, z.B. bei Depressionen, Asthma, Allergien und Tumorerkrankungen. Es liegen viele Erfahrungsberichte vor, die allerdings erst noch überprüft und deren genaue Umstände verifiziert werden müssen.

Zum Entzug von Psychopharmaka oder der Reduzierung von Neuroleptika und Antiepileptika liegen aus den letzten Jahren gute Erfahrungen vor. Gerade beim Entzug von Psychopharmaka kann kolloidales Silber sinnvoll eingesetzt werden.

Kolloidales Silber einzusetzen hat vermutlich bei den folgenden Erkrankungen oder Symptomen keinen Sinn, da es den Ort des Wirkungsansatzes nicht erreicht: Haarausfall, Hühneraugen, Nagelpilz. Aber in den Beratungen zu kolloidalem Silber wurde in den letzten Jahren immer wieder danach gefragt.

Kombinationsausschluss

Kolloidales Silber kann zusammen mit allen anderen Therapien verwendet werden, wenn die zeitliche Versetzung der alternativen Methoden berücksichtigt wird.

Kolloidales Silber kann die Therapie mit Edelsteinessenzen, Blütenessenzen, homöopathischen Mitteln und biochemischen Salzen unterstützen, muss dann jedoch zeitlich versetzt eingenommen werden. Kolloidales Silber soll durch diese Anwendungen weder verdünnt oder mit vergleichsweise stark mineralstoffhaltigem Wasser verunreinigt werden. Bei homöopathischen Mitteln muss eine mögliche antidotierende Wirkung mit berücksichtigt werden. 15–30 Minuten Abstand zwischen den Einnahmen genügt in jedem Fall; 30 Minuten Abstand bei äußeren Anwendungen.

Bei der kombinierten therapeutischen Anwendung von MMS (Natriumchlorit) und vor allem dem schwefelhaltigen MSM (Methylsulfonylmethan) muss der zeitliche Abstand von mindestens 1 Stunde eingehalten werden, besser ist es, diesen zeitlichen Abstand noch zu erhöhen.

Kolloidales Silber sollte zeitlich versetzt zu anderen Anwendungen wie der Einnahme eines ätherischen Öls, einer Sole-Lösung, einer Kieselsäuregel-Lösung oder eines Heilkräutertees eingenommen werden. Kolloidales Silber kann nicht gleichzeitig mit ätherischen Ölen äußerlich (an gleicher Stelle) aufgetragen werden. Es sollten bei äußerer Anwendung nach Auftragen ätherischer Öle 4 Stunden verstreichen. Im umgekehrten Fall genügen auch 2 Stunden.

Der Vektor-Effekt ätherischer Öle

Ätherische Öle verfügen über einen sogenannten Vektor-Effekt, der es ihnen ermöglicht, Stoffe an sich zu binden und über ihre Fettlöslichkeit zu transportieren. Damit können diese Stoffe auch die für sie sonst undurchdringliche Hautbarriere überwinden und ins Unterhautfettgewebe gelangen, sowie von dort über die Blutbahn auch in andere Teile des Körpers.

Mit Hilfe dieses Vektor-Effektes ist es möglich, Medikamente, aber auch Schwermetalle, die die Haut normalerweise nicht durchdringen können, in den Körper einzuschleusen.

Das hat folgenden Sinn: Da normalerweise das kolloidale Silber (wie alle anderen Metalle auch) die intakte Haut nicht durchdringen kann, hat es bei einigen Hauterkrankungen nur eine beschränkte Wirkung. Diese Wirkung kann jedoch verstärkt werden, indem die Hautstelle, auf die das kolloidale Silber aufgetragen wird, zuvor mit einem Tropfen Lavendelöl bestrichen wird. Damit kann das kolloidale Silber auch unter die Hautoberfläche eindringen und dort wirken.

Notwendige Begleitmaßnahme

Um Abtransport und Ausleitung der abgetöteten Erreger und toxischer Begleitstoffe über die Harnwege zu ermöglichen, ist eine erhöhte Wasserzufuhr unerlässlich. Unpässlichkeiten im Zusammenhang mit einer Kur mit kolloidalem Silber sind in nahezu allen Fällen auf eine ungenügende tägliche Wasserzufuhr zurückzuführen. Die Mindestmenge an reinem Trinkwasser (kein destilliertes Wasser) beträgt 1,5–2 Liter pro Tag, andere Getränke zählen nicht mit. Das Wasser sollte keine Kohlensäure enthalten, am besten wirkt besonders mineralarmes Wasser (wie Lauretana oder Plose). Mit Wasserfiltern auf Kohlenblockbasis oder mit einer Umkehrosmoseanlage aufbereitet, kann auch normales Trinkwasser konsumiert werden.

Die obengenannte Mengenangabe von Wasser oder Flüssigkeit ist jedoch nur rein theoretisch. In der Praxis zeigt sich, dass viele Menschen, aus welchem Grund auch immer, selbst bei schweren Erkrankungen viel zu wenig Flüssigkeit trinken.

Gerade ältere Menschen sind oft nicht in der Lage, über den Tag verteilt mehr als einen Liter Flüssigkeit zu sich zu nehmen, selbst auf eine permanente Aufforderung hin nicht. In dieser Situation zeigt sich, dass die Wirkung des kolloidalen Silbers nicht so zuverlässig ist wie bei genügender Trinkmenge.

Fehlerquellen bei der Einnahme kolloidalen Silbers

Es gibt verschiedene Gründe, warum kolloidales Silber in Einzelfällen nicht wirkt. Der Fehler kann an der Herstellung, der Lagerung, der Einnahme, der Applikationsform, der Konzentration und der zu kurzen Anwendung liegen.

Herstellung: Wird bei der Herstellung des kolloidalen Silbers kein destilliertes Wasser (oder Osmosewasser) verwendet, sondern Trinkwasser oder Mineralwasser, oder wird gar Salz zugesetzt, entsteht kein kolloidales Silber. Ein weiterer Fehler kann Metallkontakt sein, z.B. metallische Töpfe, Rührstäbe, Trichter oder Löffel.

Lagerung: Der Einfluss von elektromagnetischen Feldern, z.B. Kühlschrank oder Induktionskochfelder lässt das Kolloid ausfällen.

Einnahme: Der größte Einnahmefehler liegt in der Anwendung von Metalllöffeln zum Abmessen oder Einnehmen. Die Einnahme sollte daher immer mit einem Schnapsglas, einem anderen Glas- oder Keramikgefäß erfolgen.

Applikation: Wichtig ist die richtige, äußerliche und innerliche Verwendung des kolloidalen Silbers. Eine äußerliche Anwendungen sollte immer mit einer inneren Anwendung einhergehen.

Konzentration: Die Standarddosierung bei Erwachsenen ist 2- bis 3-mal täglich eine Gabe von 20 ml einer 25-ppm-Lösung. In Einzelfällen kann es sinnvoller sein, bis zu 5-mal täglich, bis zu 50 ml und bis zu 50 ppm einzusetzen; oder auch die Dosis auf 2-mal 10 ml mit 5 ppm zu reduzieren.

Anwendungsdauer: Die Einnahmedauer des kolloidalen Silbers ist vor allem bei älteren und systemisch tiefsitzenden Erkrankungen von entscheidender Bedeutung. Oft wird das kolloidale Silber in diesen Fällen zu früh abgesetzt.

Aufbewahrung, Haltbarkeit

Zumal die Partikel sich aufgrund ihrer elektrischen Ladung gegenseitig abstoßen (dadurch in der Schwebe bleiben und ihre teils sehr geringe Größe beibehalten können), sollte alles vermieden werden, was Entladung begünstigt, also Lichtstrahlen, elektrische und magnetische Felder. Das bedeutet, kolloidales Silber nicht im Kühlschrank, neben dem Netzteil des Telefons oder neben angeschlossenen Elektrogeräten zu lagern. Aufgrund seiner elektrostatischen Aufladung oder seiner Oberflächenbeschaffenheit entlädt sich kolloidales Silber auch an Plastik, was an feinen grauen Ablagerungen zu erkennen ist. Daher sollte kolloidales Silber stehend aufbewahrt und möglichst einer Sprühvorrichtung entnommen werden.

Im Internet findet man immer wieder Hersteller, die für kolloidales Silber eine Haltbarkeit von bis zu 2 Jahren angeben, bei kolloidalem Gold sogar bis zu 10 Jahren. Die Metalle sind dann zwar noch in der Flasche, aber nicht mehr als Kolloid in der Flüssigkeit, sondern abgelagert am Boden oder der Wand des Glases.

Die wässrige Silberdispersion hat zwar immer noch eine leicht antibakterielle Wirkung durch das Silber, die Kolloid-Wirkung jedoch fehlt.

Am wirkungsvollsten erweist sich kolloidales Silber innerhalb des ersten Monats nach seiner Herstellung, bleibt aber wirkungsvoll für einen Zeitraum von drei Monaten nach der Produktion. Durch Sedimentation und elektrische Entladung verbinden sich die Silberteilchen zu größeren Clustern und setzen sich zum Teil am Boden ab. Ältere Flaschen können vor Gebrauch aufgeschüttelt werden. Die Wirkung des kolloidalen Silbers bleibt jedoch für einen viel längeren Zeitraum erhalten. Möglichweise beruht diese Wirkung dann auf einer Übernahme der Schwingungsinformation auf das Wasser. Je älter das kolloidale Silber ist, desto größer sind die Silberpartikel.

Trotz ihrer Wirkung sind Silberkolloide kaum verbreitet, da sich wegen fehlendem Patentschutz die Pharmaindustrie wenig dafür interessiert. Auch sind In-vivo-Feldstudien nicht zu erwarten.

Silber in der mineralogischen Steinheilkunde

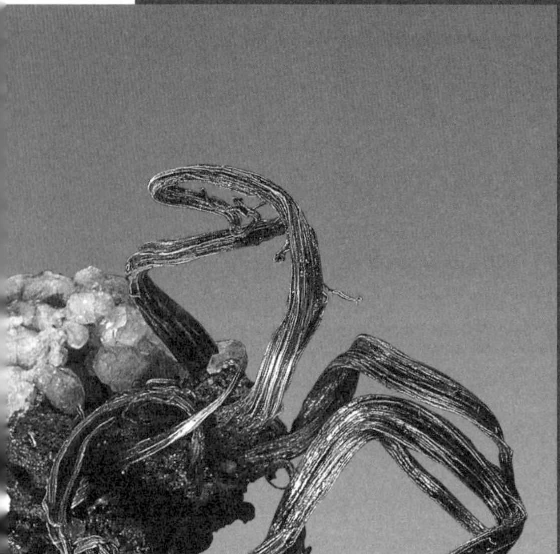

Ansätze der mineralogischen Steinheilkunde

Die mineralogische Steinheilkunde untersucht die energetischen Eigenschaften der Mineralien nach den gültigen Bestimmungsmerkmalen der Mineralogie, indem sie nach dem Prinzip der Analogie den Bezug zur Welt des Menschen herstellt. Die wichtigsten Bedingungen für ein Mineral sind der Entstehungsprozess, der mit der Biografie, der Umweltprägung und der Lebenssituation eines Menschen korrespondiert; das Kristallsystem, das mit der inneren Struktur und der Lebensführung zu tun hat; die chemischen Eigenschaften, die mit der Kontaktfähigkeit und den Talenten in Verbindung stehen.

Bei der Erforschung eines Minerals wird nach Merkmalen gesucht, die das Mineral möglichst eindeutig charakterisieren bzw. etwas ungewöhnlich sind. Dadurch können aus der Datenfülle die unspezifischeren Informationen herausgefiltert werden und bei der Beurteilung Prioritäten gesetzt werden. Bei Silber ist die Sonderstellung als gediegenes Element und Edelmetall hervorzuheben, sowie die hervorragende elektrische Leitfähigkeit.

Mineralogischer Steckbrief: Silber

Silber ist kubisch und bildet selten würflige, oktaedrische, verzerrte oder gekrümmte Einzelkristalle, häufiger Bleche oder Platten, meist knollige, federartige, draht- oder haarförmige bis dendritische, aber auch lockenartige oder strähnige sowie derbe Aggregate; Mohshärte: 2,5–3; Dichte: 9,6–11,5 (rein: 10,49); Spaltbarkeit: schwer, hämmerbar, zu dünnen Folien oder Drähten ausziehbar; Bruch: hakig, plastisch verformbar; Transparenz: undurchsichtig; Farbe: hellgrau bis silberweiß, auch gelblich braun bis schwarz; poliert ist es silberweiß; Glanz: matt bis metallisch; poliert auch hochglänzend, mit hohem Reflexionsvermögen; Strichfarbe: weiß bis gelblich; unlöslich in Salzsäure, löslich in Salpetersäure.

Bildungsprinzip

Primäres Bildungsprinzip

Da Silber sich auf mannigfaltige Weise bilden kann, ist die Deutung der Entstehungsprozesse für Silber nur bedingt sinnvoll. Die Bildung im primären Prozess in der hydrothermalen Phase tritt am häufigsten auf und ist daher für das Verständnis von Silber von höherer Bedeutung.

Der Kristallisationsprozess aus flüssigem Magma wird beeinflusst durch Druck, Hitze, vorhandenen Raum und steht im Verhältnis zur ablaufenden Zeit und der Geschwindigkeit der Abkühlung. Beim Abkühlen des flüssigen Magmas werden nacheinander verschiedene Entstehungsphasen durchlaufen, die als intramagmatische, pegmatitisch-pneumatolytische und hydrothermale Bildung bezeichnet werden.

Analogie: Beim primären Bildungsprinzip setzt sich die Innenwelt gegen die äußeren Bedingungen durch. Primärmineralien helfen Menschen, die vor einem Neuanfang in ihrem Leben stehen, die ein neues Projekt starten oder etwas Begonnenes abschließen wollen. Sie helfen die eigenen Anlagen und Talente zu entfalten.

Silber im Besonderen hilft, die eigenen Prinzipien im Leben durchzusetzen. Es unterstützt dabei, alle Arten der Wahrnehmung erheblich zu verfeinern. Wenn Herausforderungen zu einer Überforderung werden, reduziert Silber den Stress und vermittelt inneren Frieden.

Pegmatitisch-pneumatolytische Bildung: Infolge der Anreicherung leichtflüchtiger Bestandteile im schon verfestigten Magma reagieren durch die noch hohe Temperatur von 450–375 Grad die aggressiven Dämpfe mit dem umgebenden Gestein und bilden neue Mineralien.

Analogie: Die hohe Reaktionsfähigkeit der aggressiven Dämpfe mit der Umgebung entspricht einer inspirierten, innovativen, etwas revolutionären Geistesart. Die Mineralien helfen, dass ungewöhnliche Ideen Anklang finden und realisiert werden.

Silber im Besonderen hilft Gedanken zu formulieren, Ideen zu verwirklichen und Dinge ansprechend zu gestalten.

Hydrothermale Bildung: Erst bei den verhältnismäßig kühlen Temperaturen unterhalb von 375 Grad kann sich Wasser verflüssigen und wässrige Lösungen bilden, aus denen sich gelöste Stoffe als Mineralien auskristallisieren.

Analogie: Von allen primären Bildungsarten erscheint die hydrothermale Bildung durch die Abwesenheit extremer Einflüsse bzw. durch den gemäßigten Temperaturbereich dem Menschen besonders nahestehend. Diese Mineralien stehen für ein ausgewogenes Temperament und für maßvolle gesunde Entwicklung.

Silber im Besonderen übt eher einen nüchternen, vernünftigen Einfluss aus, gleicht die Stimmung bei starken Emotionen aus, auf körperlicher Ebene wirkt es kühlend.

Sekundäres Bildungsprinzip

Das sekundäre Bildungsprinzip zeigt einen kristallinen Umwandlungsprozess aufgrund von Auflösung und Ablagerung. Diese Entstehung ist in erheblichem Maße durch Umwelteinflüsse wie Witterung und eher oberflächlichen chemischen Reaktionen geprägt. Neubildungen entstehen durch Ausfällung und Ablagerung.

Analogie: Beim sekundären Bildungsprinzip wird das Gewordene, sei es eine Persönlichkeit oder ein Projekt, mit der Umwelt konfrontiert, was eine Anpassung erfordert. Die konkrete Lebenssituation dominiert also die Konditionierung. Sekundärmineralien helfen in allen Lebensabschnitten, in denen Auseinandersetzungen mit Mitmenschen anstehen. Sie bringen soziale innergemeinschaftliche Prozesse in Gang, beschleunigen Anpassungsprozesse und erleichtern die Auseinandersetzung mit der Umwelt. Gerade wenn Prägungen oder schmerzliche Erfahrungen die Entwicklung behindern, helfen Sekundärmineralien, notwendige Veränderungen vorzunehmen und Bedürfnissen gerecht zu werden.

Silber im Besonderen bessert körperliche oder psychische Erkrankungen, die durch mangelnde oder falsche Umweltanpassung bedingt sind.

Chemische Mineralklasse

Silber gehört zur chemischen Klasse der Natürlichen Elemente. Bezeichnenderweise werden in der Klassifizierung der chemischen Zusammensetzung nach Prof. Strunz die Metalle als Natürliche Elemente an die erste Stelle der neun Klassen gesetzt. Natürliche Elemente bestehen meist aus einem einzigen Element, das als Metall in gediegener Form auftritt.

Analogie: Natürliche Elemente, vor allem die Gruppe der Edelmetalle, stellen die Elite oder den Hochadel in der hierarchischen Ordnung der Mineralien dar. Diese Sonderstellung nimmt auch das Silber ein, wenngleich es meist im Schatten des noch edleren Goldes steht. Metalle im Allgemeinen helfen, Gegensätze und Widersprüche unter einem Gesichtspunkt zu vereinen und zu vereinheitlichen. Edelmetalle stehen für Reinheit, Unbeeinflussbarkeit, Konzentration auf das Wesentliche und Charakterstärke. Sie erheben den Anspruch auf universelle und alleinige Gültigkeit und stärken den eigenen Standpunkt.

Silber im Besonderen drückt das Prinzip von Kälte, Sachlichkeit, Neutralität, Bescheidenheit sowie Hingabe aus.

Kubische Kristallstrukturen.

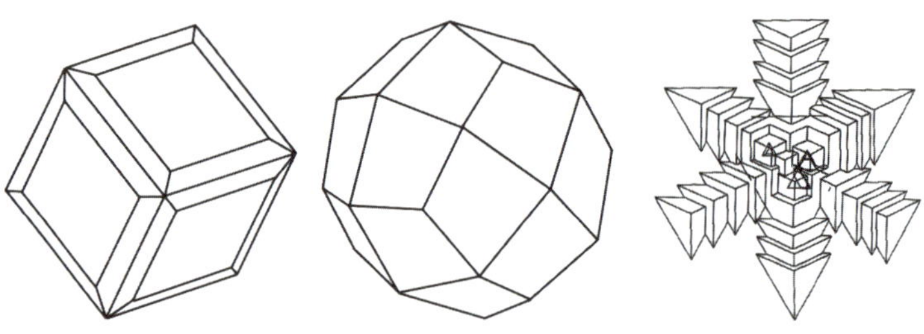

Das Kristallsystem

Alle Mineralien lassen sich einem von insgesamt acht Kristallsystemen (kubisch, hexagonal, trigonal, tetragonal, rhombisch, monoklin, triklin, amorph) zuordnen (Kühni/von Holst, *Enzyklopädie der Steinheilkunde*, S. 32f.). Die Kristallsysteme beschreiben die innere atomare Ordnung des Kristallgitters. Analog gibt es acht Strukturtypen, die sich auf die Lebenseinstellung und die Emotionalität wie auch auf das Raumgefühl auswirken. Jeder Mensch entspricht mehr oder minder deutlich einem Strukturtyp, kann aber vor allem durch das Tragen von Steinen vorübergehend andere Strukturen kennen lernen und simulieren.

Das kubische Kristallsystem weist die höchste mögliche Symmetrie auf und ist am stärksten geordnet, es basiert auf der Grundform des Quadrats. Bekannte kubische Mineralien sind Salz, Fluorit, Pyrit und Granat.

Analogie: Der kubische Strukturtyp ist durch dauerhafte Stabilität, eine Werte bewahrende Einstellung und normgebende Maßstäbe gekennzeichnet. Er möchte die Kontrolle bewahren, kann Vorstellungen konsequent umsetzen und liebt Regelmäßigkeit. Er bleibt sich treu, lässt sich nicht verbiegen und ist häufig ein starker Gefühlsmensch mit großer Tiefe. Seine negative Ausprägung bedeutet ein Verharren in Mustern, einen Mangel an Flexibilität oder Aufgeschlossenheit gegenüber Neuem. Bis zur Selbstzerstörung kann an eingefahrenen Gedanken- und Verhaltensmustern festgehalten werden. Kubische Mineralien helfen, festgefahrene Lebenssituationen zu bewältigen, fördern Selbstreflexion, unterstützen den Aufbau gesunder Ordnungen, helfen eine positive, sinnvolle Kontrolle und Disziplin auszuüben und unterstützen den Träger, gültige Handlungsrichtlinien für das eigene Leben aufzustellen sowie konsequent danach zu leben.

Silber im Besonderen bestätigt dies, wobei es eine Ordnung anstrebt, die nicht auf Macht baut, sondern sich durch Verzicht auf Unlauterkeit auszeichnet. Durch unaufdringliches, aber stetes Vorleben dessen, was als Tugend empfunden wird, zeigt Silber seine sanfte Stärke.

Silberfarbene Mineralien

Die Farbe spricht direkt zur Seele, macht das Wesen eines Minerals sichtbar und kommt von allen Eigenschaften eines Minerals am schnellsten zur Wirkung. Die Farbe beeinflusst besonders die Gemütsverfassung, die Stimmung und gemäß den Erfahrungen der Traditionellen Chinesischen Medizin das Zusammenwirken der Organe und Meridiane.

Analogie: Silberfarbene Mineralien kühlen bei Hitze ab, beschleunigen Heilungsprozesse, wecken feine Empfindungen, erleichtern den Zugang zu den hellen Sinnen und fördern den Sinn für Ästhetik sowie selbstlose Spiritualität. Sie entsprechen in der 5-Elemente-Lehre der Traditionellen Chinesischen Medizin dem Element Metall, welchem als Organ Lunge sowie der Dickdarm angehören.

Silber im Besonderen verbessert die Aufnahmebereitschaft der Sinne, bewirkt Sammlung und bei einer gewissen Distanziertheit neutrale Offenheit.

Metallglanz

Unbehandeltes Silber weist häufig Metallglanz auf. In der Regel glänzen Mineralien jedoch erst nach einer Politur. Insofern kann Glanz als Effekt einer glatten Oberfläche auch über eine geringere Qualität der Grundsubstanz hinwegtäuschen. Andererseits lohnt sich der Aufwand des Polierens erst bei guten Qualitäten. Durch Glanz kommt die Farbigkeit erst richtig zum Vorschein.

Analogie: Der Glanz des Minerals zieht das Interesse an und entspricht der Ausstrahlung und Attraktivität des Menschen. Das erste Anzeichen für die Notwendigkeit, einen Stein zu reinigen, ist der Verlust des Glanzes, der durch energetische Erschöpfung verursacht wird.

Silber im Besonderen weist Metallglanz auf, hat also von Natur aus dieses »gewisse Etwas«. Mit geringem Aufwand wird der innere Wert augenfällig.

Sprödigkeit und Stabilität

Silber lässt sich leicht zu dünnen Blechen walzen oder zu extrem dünnen Fäden ziehen. Es ist biegsam, aber unelastisch und schneidbar. Silber lässt sich schmelzen und verdampfen und wird häufig auf eine Fläche, zum Beispiel für Spiegel, aufgedampft. Ein unelastisch biegbares Mineral bleibt nach dem Biegen in der neuen Stellung.

Analogie: Die Biegsamkeit spricht für einen anpassungsfähigen, geduldigen und bescheidenen Charakter, der fremde Wertvorstellungen adaptieren kann, aber wenig Spannkraft und Eigendynamik aufweist. Bedampfen bedeutet im Gegensatz zum Auswalzen eine Vergeistigung, vergleichbar der homöopathischen Potenzierung.

Silber im Besonderen kann sich scheinbar völlig zurücknehmen, um sich neutral und selbstlos dem Eindruck, der Begegnung hinzugeben. Sinnbildlich ist seine Eignung als Spiegel.

Dichte

Die Dichte einiger Metalle: 10,5 bei Silber, Gold 19,4, Platin zirka 22,4 und Blei 11,3. Der Vergleich zeigt, dass Silber mit zu den schwersten Metallen mit einem hohen spezifischen Gewicht gehört.

Analogie: Je dichter ein Mineral ist, desto besser vermag es den Träger zu erden, zu zentrieren und zu sammeln. Die Grundstimmung tendiert zu Ernsthaftigkeit und Verbindlichkeit, das Pflichtbewusstsein ist hoch.

Silber im Besonderen stärkt die inneren Werte, macht konsequenter; es hilft, die Dinge realistisch zu sehen und das Leben zu bewältigen.

Elektrische Leitfähigkeit

Silber besitzt von allen Metallen auch bei hoher Stromstärke die beste elektrische Leitfähigkeit, gefolgt von Kupfer und Gold.

Analogie: Auf die hervorragende Beweglichkeit der Elektronen lässt sich vermutlich der positive Einfluss auf die Kommunikation und die Auffassungsgabe, auch im Sinne der Intuition, der Hellwahrnehmung und der Einfühlung zurückführen.

Silber im Besonderen fördert die geistige Aufnahmebereitschaft und die Medialität. Auf zellulärer Ebene wird die elektrische Leitfähigkeit erhöht und verbessert.

Wärmeleitfähigkeit

Silber hat die beste Wärmeleitfähigkeit aller Metalle. Die des Goldes liegt nur bei 70 Prozent des Silbers.

Analogie: Durch seine hohe Wärmeleitfähigkeit vermag Silber Gefühl, Wärme und Sympathie zu vermitteln. Je nachdem hilft es, sich zu öffnen oder sich zu verschließen.

Silber im Besonderen ist interessant für Menschen, die auf biologischer Ebene heftig auf Liebesentzug reagieren, zum Beispiel mit grippalen Infekten.

Tonempfindlichkeit

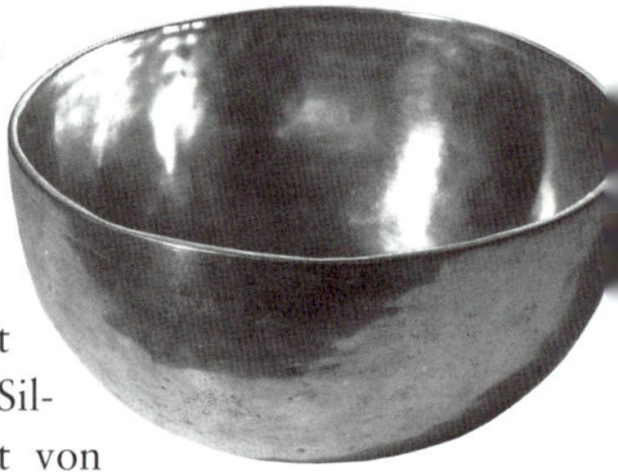

Silber ist das Metall mit den besten Klangeigenschaften! Es gibt von allen Metallen die Frequenzen am reinsten wieder, mit hellem, klarem und lang anhaltendem Klang.

Analogie: Dem Ohr erschließt sich die hohe spirituelle Qualität des Silbers, denn ein so reiner Ton zeugt von höchster geistiger Lauterkeit. Alle Religionen bewirken über Töne eine Läuterung und Einstimmung auf Spirituelles. Töne erwecken und besänftigen Emotionen, sie überwinden Trennung und stellen eine harmonische Verbindung her. Ein gesunder Körper kann sich auf eine Umwelt einschwingen. Sein Organismus ist resonanzfähig für Schwingungen und dadurch beziehungsfähig.

Silber im Besonderen zeigt persönliche Integrität, aber auch Durchlässigkeit und Offenheit.

Einsatz von Silber in der Steinheilkunde

fördert die Phantasie

harmonisiert die Funktion der inneren Organe

stärkt Verbindung zwischen physischem und den Astralkörper

stimuliert das Nervengewebe

verbessert die Durchblutun

Behandlung von Hepatitis

Erweiterung der Wahrnehmung

hilft bei Halsentzündungen

verbessert die Lichtverträglichkeit

bringt Eloquenz in Unterhaltungen

Spiegel der Seele

verstärkt alle Gedanken

reguliert die emotionalen und intuitiven Energien

Geweberegeneration

hebt die Qualität der Rede

die Fähigkeit zu Visualisationen wächst

die vitalen Energiezentren werden gereinigt und aktiviert

wirkt bei allen Arten von Strahlenvergiftung

die Hypophyse wird gekräftigt

Auszüge aus der Steinheilkunde-Literatur

Die energetische Wirkung

»*Körperlich:* Silber wirkt kühlend, leitet Hitze und Schmerzen ab; regt das vegetative Nervensystem an und harmonisiert so die Funktion der inneren Organe; fördert bei Frauen die Fruchtbarkeit; regt die Aktivität der Körperflüssigkeiten an; verbessert die Lichtverträglichkeit der Haut; fördert die Sehkraft und den Gleichgewichtssinn und behebt Schwindelgefühle.

Seelisch: Silber befreit die Emotionen und fördert den Gefühlsausdruck sowie Herzlichkeit und Einfühlungsvermögen; hilft auf psychischer Ebene, Kontrolle und Balance zu bewahren und belastende Bilder loszuwerden; wirkt gegen Albträume und Ängstlichkeit; verstärkt oder bewahrt die geistige Flexibilität; fördert Fantasie, Einfühlungsvermögen und die empfängliche, mediale Seite des Wesens; verhilft zur Abstimmung des inneren Lebensrhythmus mit den Zyklen der Natur.« (Kühni/von Holst, 2003: 63f.)

Heilung durch Edelsteinelixiere

»Silber steht zum Nervengewebe in Beziehung, und zwar besonders zu dem des Gehirns. Es stimuliert das Nervengewebe, wodurch sich der Energiefluss in den Meridianen verbessert. Der Intelligenzquotient steigt, und lokale Gehirnbereiche wie die Sprachzentren werden stimuliert. Das durch Silber hervorgerufene schwach elektromagnetische Feld verbessert die Durchblutung. Epiphyse, Hypophyse und alle Wirbel werden gekräftigt. Auf der Zellebene befindet sich Silber in vollkommenem Gleichgewicht mit den Prinzipien der Geweberegeneration. Silber wirkt bei allen Arten von Strahlenvergiftung, besonders bei Röntgenüberdosen.

Bei Ungleichgewicht in der rechten Gehirnhälfte sollte man Silber oft anwenden. Folglich kann Silber auch bei den verschiedenen Störungen eingesetzt werden, die mit Unausgewogenheiten zwischen der linken Gehirnhälfte und der rechten in Verbindung stehen. Zum Beispiel bei Autismus, Legasthenie, Epilepsie, Sehstörungen. Außerdem werden Epiphyse und Hypophyse gestärkt.

Psychologische Zustände, die mit Stress im Nervensystem verbunden sind, lassen sich durch Silber positiv beeinflussen. Im Bereich der psychospirituellen Dynamik öffnet sich die Kundalini, wobei sich die Auswirkungen in harmonischer Weise in der gesamten physischen Form ausbreiten. Die Fähigkeit zu Visualisationen wächst, so dass das Selbst in natürlichem Einklang mit den universellen Symbolen kommen kann. Damit erstreckt sich die Wirkung der Symbole vom Unpersönlichen hinein in die persönliche Sphäre des Individuums. Außerdem verstärkt Silber alle Gedanken.

Die weiblichen Qualitäten werden ausgeglichen, die Nadis gestärkt. Silber kann als Badezusatz verwendet werden. Man sollte nur etwa 15 ml Silber dem Wasser zusetzen, außerdem aromatische Essenzen, zu denen man sich hingezogen fühlt. Die fünf Schlüsselchakren oberhalb des Kronenchakra werden aktiviert.« (Gurudas 1990: 274f.)

Mit Silber ist man das ganze Leben lang »im Vorteil«

»Es kann benutzt werden, die Qualität der Rede zu heben und Eloquenz in Unterhaltungen zu bringen. Es neigt dazu, der Erscheinung ein kultivierteres Flair zu geben und rauhe Züge zu eliminieren und so Popularität zu verschaffen.

Es kann als Spiegel der Seele verwendet werden, der einen anhält, beim Betrachten neben sich zu stehen. Dieses Sehen ist ohne Urteil und kann eine Stufe der Weiterentwicklung dessen darstellen, was das I Ging als ›überlegenen Menschen‹ interpretiert. Es gibt Geduld und Durchhaltevermögen für die gewählten Aufgaben und gestattet, die den Aufgaben zugrunde liegenden Gründe zu verstehen. Es hilft die Wahrnehmung zu erweitern und die emotionalen und intuitiven Energien zu regulieren. Es sorgt für eine sehr starke Verbindung zwischen den physischen und den Astralkörpern; es stellt sicher, dass man von der Astralebene immer ›nach Hause‹ kommen kann. Es neigt dazu, die ›Silberschnur‹ zu stärken, die den Astralkörper mit dem physischen Körper verbindet, und verringert die unbewusste Angst vor der Unmöglichkeit der Rückkehr.

Silber wird sehr oft mit Edelsteinen verbunden, weil das Metall fähig ist, die Qualitäten anzuziehen und in sich zu behalten, die von dem Stein angestrahlt werden. Silber hat einen stabilisierenden Einfluss auf den Edelstein. Es wird auch in der Herstellung von Essenzen verwandt, um das primäre Mineral für die Verwendung in der Essenz aufzuladen – manchmal wird Silber während des Verarbeitungsprozesses einer Essenz des einen Minerals mit einem anderen Mineral zusammengebracht.

Es ist dafür bekannt, die Kräfte des Mondes zu verstärken, und ein ausgezeichnetes Mineral, um andere Minerale während eines Voll- und Neumondes aufzuladen. Es wird benutzt, um die Energie anderer Minerale an die richtigen Orte zu lenken: Die Formbarkeit des Silbers führt dazu, dass Energien sich krümmen und sogar kreisförmig werden, so dass die vitalen Energiezentren ständig geöffnet, angeregt, gereinigt und aktiviert werden können.

Es kann dem Körper Negativitäten entziehen, während es die positiven Kräfte des anderen Minerals überträgt; so dient es als Ausgleichsmittel. Silber hilft, den Körper durch die Poren zu säubern und Gift auf zellulärer Ebene auszuschalten. Es kann in der Behandlung von Hepatitis verwendet werden, um die Assimilation von Vitamin A und E zu verbessern und um Sehstörungen zu lindern.« (Melody 1998: 602)

Silber fördert …

»… die Übereinstimmung unserer geistig-seelischen Zyklen, mit den Lichtzyklen des Jahres (Jahreszeiten), des Mondes (Mondphasen) und des Tages. Es befreit die Emotionen, bringt Flexibilität, Herzlichkeit und Einfühlungsvermögen, fördert die Phantasie und lindert Mondsüchtigkeit.

Körperlich: hilft Silber bei Halsentzündungen, Gastritis und Magengeschwüren. Es leitet Schmerzen und Hitze ab, wirkt kühlend, desinfizierend, antibakteriell und fördert die Wundheilung, insbesondere bei Schürfwunden und Verbrennungen. Silber hilft bei Funktionsstörungen der Sinnesorgane, insbesondere der Augen und der Nerven, fördert Fruchtbarkeit und Vitalität der Geschlechtsorgane sowie die Wasserresorption und Nährstoffaufnahme im Darm. Bei Entzündungen und Wunden kann Silber kurze Zeit direkt auf die betroffenen Bereiche aufgelegt werden. Ansonsten sollte man es über längere Zeit kontinuierlich tragen.« (Gienger 1997: 389)

Charakteristik des Silber- und Mondtyps

Melly Uyldert typisiert in ihrem Buch *Verborgene Kräfte der Metalle* die wichtigsten Metalle. Zum Silber äußert sie sich wie folgt:

»Der Silber- bzw. Mondmensch ist wie ein schwankendes Rohr im Winde, mit Gemütsstimmungen, die sich genau so schnell ändern wie die Gestalt des Mondes – der manisch depressive Typ. Dieser einfache Typ mit dem lachenden und weinenden Auge genießt das Melodrama. Solche Menschen können keine eigene Initiative entfalten. Sie sehen mit großer Begeisterung zu einem Führer auf, dem sie kritiklos folgen. Sie imitieren fortwährend die Umwelt, folgen der Mode, tun, was, ›in‹ ist, schwingen im Rhythmus der Zeit. Sie glauben all dem, was eine offizielle Behörde schreibt oder sagt, befolgen gerne Ratschläge und Vorschriften und lauschen fleißig den Medien. Der Silbermensch ist zum Diener prädestiniert.

Er ist aufmerksam, erfüllt alle Wünsche, die er anderen vom Gesicht abliest, willig und behilflich – wenn schon manchmal etwas launisch. Sie sind anderen für deren Mitgefühl mit den eigenen Emotionen, die eng mit ihrem Körper und Familienleben zusammenhängen, immer innig dankbar. Tradition und Bräuche werden von ihnen genau befolgt. Sie arbeiten mehr aus Geneigtheit und Zusammengehörigkeitsgefühl als aus Geldsucht, sie sind lieber Sklaven als selbständig in der Gesellschaft. Der Selbständigkeit sind sie nicht gewachsen.

Der Silbermensch ist daher auch für dienstleistende und versorgende Berufe besonders geeignet. Er räumt das Durcheinander eines schaffenden Menschen auf, vertritt ihn und verteidigt dessen Clan und Flagge. Zusammen sind beide ein Schmuckstück aus Gold und Silber« (Uyldert 1984: 89).

Kommentar: Die etwas einseitigen Schlüsse dieser psychologisch-mythologischen Interpretation ergeben sich aus der traditionellen Gleichsetzung von Silber und Mond. Eine weitere Voraussetzung ist der immanente Vergleich von Silber und Gold, was zu einer überspitzten Polarisierung führt. Die höhere Härte des Silbers im Vergleich zu Gold weist eigentlich auf ein höheres Durchsetzungsvermögen des Silber-Typus hin.

Anleitung zur Herstellung einer Silberessenz

Nach folgender Methode kann man seine eigene Silberessenz zubereiten. Bei Heilsteinessenzen werden die Schwingungsinformationen des Minerals auf das Wasser übertragen, Stoffe werden nicht herausgelöst. Heilsteinessenzen liegt ebenso wie den Bachblüten ein energetisches Wirkprinzip zugrunde im Gegensatz zu kolloidalem Silber, das aufgrund physiologischer Mechanismen funktioniert. Die Myron-Methode zählt zu den ausgefeiltesten Techniken der Essenzenherstellung. Die Herstellung nach der Myron-Methode benötigt etwa 60 Tage.

- Typische Rohsilber-Aggregate als Dendrite in bester Qualität werden ausgesucht und physisch gereinigt.
- Die Rohsilber-Aggregate werden in einer Schale mit Hämatit-/Magnetit-Ministeinchen mindestens 1 Stunde energetisch entladen.
- Die Rohsilber-Aggregate werden 8 Stunden bei Mondlicht, im Zeitraum 3 Tage vor bis 3 Tage nach Vollmond (je nach Wolkenbedeckung), aufgeladen.
- Anschließend werden die Rohsilber-Aggregate in einer transparenten neutralen Glasschale ohne Muster in gutem Quellwasser oder dampfdestilliertem Wasser zwei Stunden vormittags intensiv besonnt.
- Danach werden sie unter einer Pyramide 24 Stunden weiter aufgeladen.
- Nach Zugabe der doppelten Menge eines 42-prozentigen, alten biologischen Branntweins werden sie 28 Tage unter einer Pyramide konserviert.
- Anschließend werden die Essenzen während der nächsten 28 Tage mehrfach nach anthroposophischer Vorschrift sanft rhythmisiert, das heißt mindestens 10 Minuten täglich sanft hin und her bewegt. Die Essenz darf zu keinem Zeitpunkt mit Metall in Berührung kommen.

Indikationen

Haut: Atrophische, entzündliche oder allergische Prozesse der Haut.
Mund: Entzündliche Erkrankungen im Mundraum und der Mandeln.
Verdauungstrakt: Anregung der Verdauungsenzyme der Bauchspeicheldrüse.
Hormonsystem: Ausgleich des hormonellen Systems, Verbesserung der Empfängnisbereitschaft.

Dosierung

Die Myron-Heilsteinessenz »Silber« wird – ähnlich den Bachblüten-Essenzen – 2–3-mal täglich (6–8 Tropfen in etwas Wasser) eingenommen oder 2–3-mal täglich (4–6 Tropfen) auf die Haut getropft und sanft eingerieben.

Weitere Anwendungsbereiche des Silbers

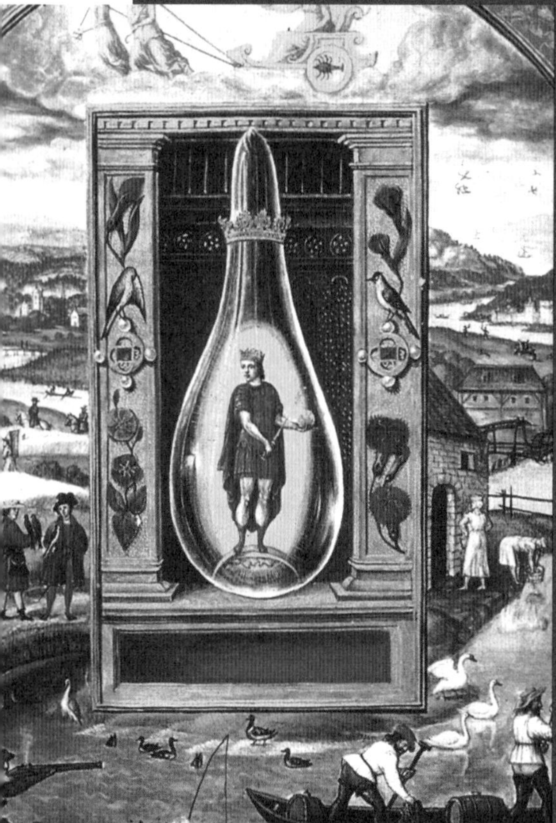

Silber in der Homöopathie

Potenzierung der Edelmetalle durch Verreibungen

Gemäß Vorschrift 6 HAB (Homöop. Arzneibuch) werden Verreibungen fester Arzneigrundstoffe mit Lactose als Arzneiträger folgendermaßen hergestellt:

Die Verreibungen werden bis einschließlich der 4. Verdünnung durch Handverreibung oder Maschinenverreibung im Verhältnis 1 zu 10 oder 1 zu 100 hergestellt.

Bei der Herstellung einer Verreibung ist die Verreibungszeit und Intensität so zu wählen, dass die Größe der erhaltenen Arzneigrundstoffteilchen der 1. Dezimal- bzw. Centesimalverdünnung zu 80 Prozent unter 10 Mikrometer liegt; kein Arzneigrundstoffteilchen sollte größer sein als 50 Mikrometer. Mit derselben Intensität und Zeit müssen die Verreibungen bis einschließlich der 4. Dezimal- bzw. Centesimalverdünnung hergestellt werden.

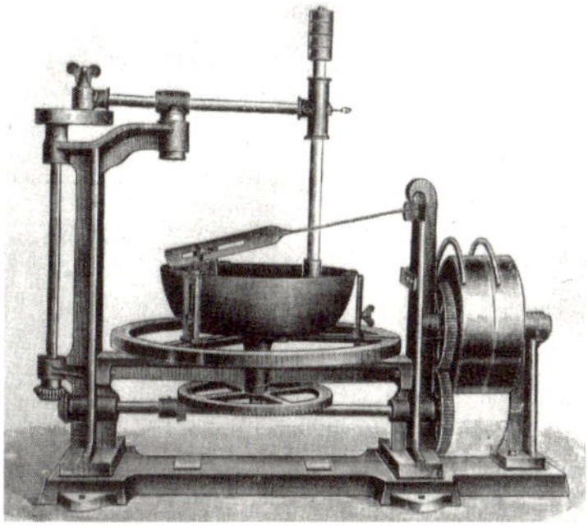

Maschinenverreibung

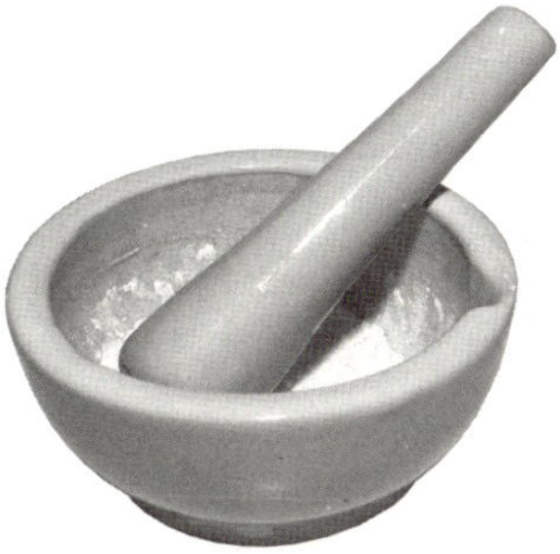

Handverreibung

Handverreibung

Der Arzneiträger, zum Beispiel Lactulose, wird in drei gleiche Teile geteilt; zunächst wird der erste Teil in einem Porzellanmörser kurze Zeit verrieben. Nach Zugabe des Arzneigrundstoffs wird 6 Minuten lang verrieben, 4 Minuten lang mit einem Porzellanspatel abgeschabt, abermals 6 Minuten lang verrieben, wiederum 4 Minuten lang abgeschabt, dann das zweite Drittel Arzneiträger zugesetzt und weiter verfahren, wie oben angegeben. Schließlich wird der Rest des

Arzneiträgers hinzugefügt und wieder in der angegebenen Weise verfahren, so dass zur Herstellung der Verreibung insgesamt mindestens 1 Stunde Arbeitszeit benötigt wird. Entsprechend wird bei den folgenden Verdünnungen verfahren.

Arzneimittelprüfungen mit Silber

Die Arzneimittelprüfung am Gesunden ist eine methodische Vorgehensweise der Homöopathie, die von Samuel Hahnemann um 1790 entwickelt wurde und zum wichtigsten Pfeiler der Homöopathie wurde.

Bei dieser Arzneimittelprüfung werden von gesunden Probanden potenzierte Arzneigaben eingenommen und über einen festgelegten Prüfungszeitraum alle entstehenden körperlichen und psychischen Veränderungen dokumentiert und aufgelistet. Je nachdem, wie stark und wie oft ein solches Symptom auftritt, wird es dann in einem Repertorium nach dessen Wertigkeit aufgeführt.

In der homöopathischen Praxis werden dann die Symptome eines Kranken mit den registrierten Repertoriumssymptomen verglichen und das Mittel ausgewählt, das die meisten ähnlichen Arzneimittelprüfungssymptome aufweist, die dem Zustand des Patienten entsprechen.

Metallisches Silber wurde erstmals von Hahnemann geprüft und in der *Reinen Arzneimittellehre*, Band 4, mit 56 Symptomen dargestellt. Weitere Prüfungen wurden von Franz, Groß, Haynel und Herrmann durchgeführt und von Hahnemann als Beobachtung anderer mit 167 Symptome aufgenommen.

Infolge der kleinen Prüferzahl und dem scheinbaren Fehlen weiblicher Prüferinnen erscheint das Arzneimittelbild nicht vollständig, insbesondere wenn es mit Argentum nitricum verglichen wird.

Argentum metallicum hom.

Das Arzneimittelbild des Silbers hat eine Beziehung zum zentralen Nervensystem, zu den Schleimhäuten der Atemwege, zur Sekretion und Peristaltik der Verdauungsorgane, zu rheumatischen und neuralgischen Veränderungen am Bewegungsapparat und Veränderungen an den Hoden.

Die folgende Liste umfasst eine Auswahl der wichtigsten Prüfungssymptome, die in der klinischen Praxis mit dem homöopathisch zubereiteten Silber behandelt werden.

Arzneimittelbild und klinische Indikationen

Chronische, schmerzhafte Laryngitis, Potenzen C5–C12, entspricht D6–D12.
Chronische Heiserkeit, Abschürfungs- oder Splittergefühl im Larynx; schlimmer beim Sprechen und Husten;
Husten trocken und hackend, schlimmer beim Sprechen und Lachen.

Chronische Pharyngitis, Potenzen: C5–C12, entspricht etwa D6–D12.
Chronische Entzündung der Rachenschleimhaut;
Schmerz im Rachen, schlimmer beim Husten;
schleimiger, grauer, gelatineartiger Auswurf morgens.

Hodeninduration, Potenzen: C5–C9, entspricht etwa D6–D10.
Ständiger Schmerz, drückend oder wie gequetscht, schlimmer beim Gehen;
schmerzhafte Empfindlichkeit des Samenstrangs;
schwache Erektionen, Samenverlust ohne Erektion.

Utero-ovarielle Störungen, Potenzen C5–C9, entspricht etwa D6–D10.
Chronische Ovaritis mit Hypertrophie und Induration;
Entzündung des Uterus mit Ulzerationsneigung;
Gefühl einer Vergrößerung der Ovarien;
Leukorrhö, gelblich, scharf, wundmachend und übel riechend.

Parese mit Krampfneigung, Potenzen C5–C9, entspricht etwa D6–D12.
Physische und psychische Schwäche, Magerkeit, grau-erdiger Teint;
Spasmen, Kontrakturen, Taubheit und Zittern an den Gliedmaßen;

Gelenkschmerzen mit Steifigkeit, Rückenschmerzen schlimmer beim Sitzen;
Traurigkeit, Schweigsamkeit, schlechte Laune;
unruhiger Schlaf bei beängstigenden Träumen.

Silber in der anthroposophischen Medizin

In der von Rudolf Steiner inspirierten anthroposophischen Medizin wird Silber eingesetzt, um gewisse Prozesse im Körper anzuregen. Diese sogenannten Silberprozesse werden als Träger des erneuernden Lebens aufgefasst. Sie sind im Wesentlichen verantwortlich für Wachstum, Aufbau, Regeneration, Fortpflanzung und Ausscheidung. Gemäß der anthroposophischen Medizin wirkt Silber hauptsächlich auf die Organsysteme der Schleimhäute und der Haut sowie auf das Fortpflanzungssystem.

Argentum metallicum praep. rh.
Gemäß der anthroposophischen Menschen- und Naturkenntnis wird Argentum metallicum praeparatum, das dem kolloidalen Silber entspricht, zur Anregung und Strukturierung aufbauender Stoffwechselprozesse eingesetzt, zum Beispiel bei erschöpfenden Fieber-

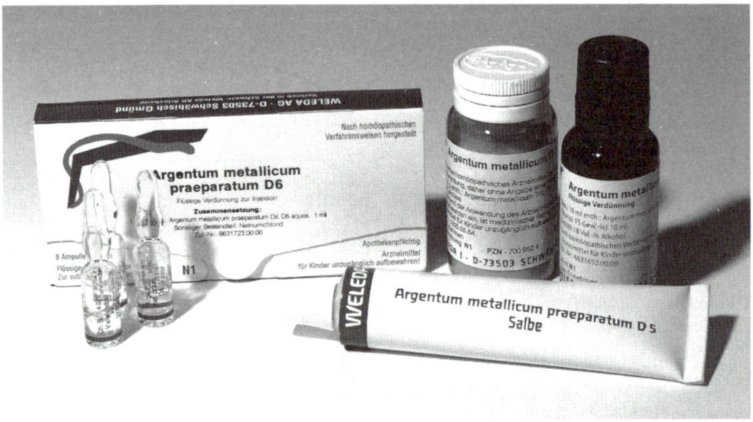

Arzneimittel von Weleda: Argentum metallicum.

zuständen, akuten entzündlichen Erkrankungen sowie bei konstitutioneller Schwäche, nach akuten und chronischen seelischen Überlastungen und bei Schlafstörungen.

Die in der Praxis eingesetzten Zubereitungsformen sind die Dilution (Tropfen) und Trituration (Pulver) zur Einnahme bei Fieberzuständen, Belastungsstörungen und Schlafstörungen; die Injektion (Ampulle) bei übergreifenden systemischen Ereignissen und entzündlichen Erkrankungen sowie die Salbe bei Hauterkrankungen.

Silber in der Alchemie und Spagyrik

Es liegen etwa 35 verschiedene Beschreibungen zur Herstellung von alchemistischen Silberpräparaten aus der Zeit von 1500 bis 1920 vor, wobei sich unseres Erachtens die Vorschrift von Johann Agricola von 1638 als die sinnvollste alchemistische Zubereitung erweist: »Nimm abgerieben Feinsilber, solviers in Spiritu Salis Nitri, der mit dem sublimierten Sale Harmoniaco ist gestärkt worden, zu einem Wasser, dann schlag es nieder mit Kupfer oder mit Salz, süße es wohl aus. Andre aber nehmen nun Scheidewasser und solvieren das Silber darin und schlagen es mit Kupfer zugrunde. Dasselbige Silber süßen sie mit Wasser wohl aus und trocknens auf lindem Feuer (...)

Dann setze es in ein verschlossenes Glas mit einem flachen Boden in warmen Sand, gib ihm das Feuer acht Wochen lang Tag und Nacht, also, damit das Silber nicht schmelze, so wird das Silber in solch steter Wärme sich calcinieren und reverberieren, dass es ganz subtil wie ein Schwamm auflaufen wird. Als denn gieß es über gemeldet Silber den Sulphur Lunae und solvier damit das Silber zu einem blauen Öl oder Saft. Verschließ das Glas und coagulier es zu einer schwarzen Erden oder zu einer Aschen. Über dieselbe Aschen gies das Paradieswasser und reinige es auf das allerhöchste als du kannst, so wird die Aschen ein schönes Salz oder Vitriolum von sich geben, aus welchem Salz hernach ein herrliches Öl kann präpariert werden« (Agricola 1638: 136).

»Wenn man das Silber dahin bringt in das Salz oder Vitriol, so soll man dasselbige wohl reinigen von seiner Erden und Fecibus. Dann solviere dasselbige Salz mit Spiritu Vini Tartarisato und destillier es zum öfternmal herüber, bis endlichen das ganze Salz mit dem Spiritu Vini über den Helm wie ein Licht brauner Saft oder Öl gestiegen ist. Dieses ist nun das Argentum Potabile« (Agricola 1638: 157).

Die von Agricola angeführten Indikationen sind:

Wassersucht und Ruhr, Schlafsucht, Schwermut und Melancholie, schwaches Gedächtnis, Erkrankungen des Herzens und des Gehirns.

Moderne Indikationen: Depressives Syndrom und endogene Depressionen, Nervenüberreizungen, psychische, zyklothyme Störungen, Wahnvorstellungen.

Spirituelle Eigenschaften des Silbers

Aufgrund eigener Erfahrungen und des Studiums von Forschungsergebnissen sind wir der Überzeugung, dass Silberkolloide auch eine entscheidende Rolle für die geistige Entwicklung der Menschen in der heutigen Zeit spielen. Es scheint, dass Silber eine Substanz ist, die mit den vitalen Kräften des Lebens unmittelbar Verbindung aufnehmen kann.

Wenn wir uns vor Augen führen, dass der Informationsfluss im Körper, also die Kommunikation der Zellen untereinander, durch den Fluss der Elektronen erfolgt, so können wir vielleicht erahnen, was die Erhöhung der elektrischen Leitfähigkeit durch kolloidales Silber zu bewerkstelligen vermag. Jede Erkrankung ist ja auch eine Blockade des bioelektrischen Energieflusses. Werden durch das kolloidale Silber diese Blockaden aufgelöst, die Energien ausgerichtet und ins Gleichgewicht gebracht, kann der Heilungsprozess einsetzen.

Doch auch andere Aspekte weisen darauf hin, dass Silber in besonderem Maße die Verbindung und Kommunikation zwischen Körper und Seele erheblich verbessert. Auf seelischer Ebene wird durch seine mondische Qualität das Einfühlungsvermögen gesteigert, die telepathische Wahrnehmung erleichtert. Silber lehrt von seinem ganzen Wesen her ein natürliches und gesundes Verhältnis zu der uns umgebenden sowie unserer eigenen Natur. Es fördert Bescheidenheit und Stille, dienende Größe und Stärke.

Astrologisch wird von jeher kulturübergreifend Silber dem Mond zugeordnet und Gold der Sonne. Dies nicht nur wegen der Farbwirkung des Lichtscheins. Wie der Mond das Licht der Sonne reflektiert, so wird die reflektierende Eigenschaft des Silbers in Spiegeln oder auch in der Fotografie genutzt. So einleuchtend manche Bezüge, wie Einfühlungsvermögen, Sensibilität, auch sind, so gibt es ebenso Aspekte, die weniger übereinstimmen. Während der Mond für Launen und wechselhafte Emotionalität steht, steht das Silber bei genauerer Betrachtung für Neutralität, Klarheit und Vernunft. Mond und Silber beeinflussen beide die Geschlechtsorgane, die Hormone und die Fruchtbarkeit. Auch ist nicht zu leugnen, dass kolloidales Silber während der Herstellung auf Wetter- und Mondeinflüsse reagiert.

Silber in der Technik

Silber wird als Legierung in der Elektrotechnik für korrosionsbeständige Kontakte verwendet, auch die Leiterbahnen sind aus Silber. Als Elektrolot zeichnet es sich durch einen hohen Schmelzpunkt aus, wird also zum Hartlöten verwendet. Ein Passagierflugzeug der Größe einer Boeing enthält nur für die Elektronik über 100 Kilogramm Silber. Auch in der Raumfahrt wird weitaus mehr Silber als Gold verwendet.

Zusammen mit dem umstrittenen Quecksilber wird Silber als Amalgam in der Zahntechnik zur Plombenherstellung verwendet, wobei es das weiche Quecksilber härtet. Als Amalgam bezeichnet man jede Verbindung von Quecksilber mit einem Metall. Bis zu 70 Prozent bestehen Amalgamfüllungen aus Silber. Hier ist es gerade die hervorragende elektrische Leitfähigkeit des Silbers, die zusammen mit dem Speichel zu fließenden, schwachen Strömen führt, wodurch in einem elektrolytischen Prozess sich Quecksilber mit teils massiven gesundheitlichen Folgen abscheiden kann.

Silber wird aufgrund seiner optimalen Reflexionseigenschaft zur Herstellung von Spiegeln und Thermogefäßen verwendet. Es reflektiert Licht, aber auch Wärme oder Kälte, wenn Glas zwischen der Silberbeschichtung und der zu isolierenden Flüssigkeit liegt. Bei direktem Kontakt würde es selbst besonders schnell die Temperatur annehmen. Hier äußert sich die Fähigkeit des Silbers, sich ganz der Begegnung hinzugeben, selbst vollständig zurückzutreten.

Silber wird zum Galvanisieren von Gegenständen verwendet. So lassen sich hauchdünne Schichten auf alle leitfähigen Oberflächen aufbringen, die dadurch säureresistent werden. Allerdings reagiert Silber mit Oxidation empfindlich auf Schwefel, daher muss Silberbesteck häufig geputzt werden. Die Säureresistenz zeichnet Silber als Edelmetall aus.

Micropur von Katadyn gilt bei Fernreisenden zur Wasseraufbereitung als unverzichtbar, nicht umsonst, sind doch nach Angaben der WHO 80 Prozent der Reiseerkrankungen auf unreines Trinkwasser zurückzuführen. Die in der Lösung oder den Tabletten enthaltenen Silberionen $Ag+$ entkeimen optisch klares Wasser in einer Einwirkzeit von 2 Stunden. Trinkwasser kann so in Behältern für 6 Monate haltbar gemacht und vor Algen und Gerüchen geschützt werden.

Die antibakterielle Wirkung von Silber macht sich das Funktionsgarn Silver NODOR™ zunutze. Das mit Silber metallisierte Polyamid wird in Strümpfen verwoben und verhindert durch die Berührung der Silberionen mit der Haut die Ausbreitung der Bakterien und wirkt so Fußgeruch und dem Risiko einer Fußpilzinfektion entgegen. Zunächst wurde silberbehandelte Unterwäsche speziell für Neurodermitiker und Allergiker durch spezialisierte Versandhäuser in den Handel gebracht, doch wenig später trat durch Silbergewebe antibakteriell ausgestattete Funktionswäsche für den Leistungssport ihren Siegeszug an. Mittlerweile wird »versilberte« Freizeitbekleidung schon im Discounter nebenan feilgeboten.

Die neuste Entwicklung stellen die Waschmaschinen von Samsung mit der Silver-Wash-Funktion dar. Wird diese gewählt, sollen

Silberpartikel an die Wäsche abgegeben werden, wodurch diese länger frisch bleibt; auch ist ein Verkeimungsschutz enthalten.

In der Medizintechnik wurde Silber aufgrund seiner natürlichen Sterilität für künstliche Schädelplatten und Gliedmaßen eingesetzt. Dünne Silberfolien werden von der Pharmaindustrie zum Einlegen in tiefe Wunden, zum Beispiel bei Dekubitus angeboten. In der Apotheke finden sich silberbeschichtete Wundpflaster, die eine Verkeimung und Entzündung verhindern sollen. Die schwere Infektionsgefahr bei Blasenkathetern konnte, nachdem es einem deutschen Arzt endlich gelungen war, die in die Harnröhre einzuführenden Plastikröhrchen dauerhaft mit Silber zu beschichten, deutlich reduziert werden.

Anhang

Fragen zu kolloidalem Silber

Wie lange kann kolloidales Silber maximal eingenommen werden?

Es gibt unserer Erfahrung nach keinen maximalen Einnahmezeitraum. Auch werden in der Literatur Fälle aufgeführt, in denen kolloidales Silber über Jahre eingenommen wurde. Dies erscheint uns jedoch nur sinnvoll bei schweren chronischen Erkrankungen, die nicht mehr besserbar sind und in denen durch kolloidales Silber die Lebensqualität angehoben wird. Ich selbst habe kolloidales Silber 6 Jahre lang konsequent wegen einer Borreliose eingenommen. (Vgl. hierzu Kapitel »Dosierung«, Seite 128.)

Eine Ausnahme kommt inzwischen dazu. Kolloidales Silber kann, in niedriger Dosierung von 10 ml 25 ppm pro Tag langfristig als Prophylaxe gegen Krebs eingesetzt werden, wenn die Familiendisposition auf eine Krebshäufigkeit hinweist. Nach den Untersuchungen von Dr. Becker an Krebszellen, die einen verminderten Silbergehalt aufwiesen, kann dieser Ansatz auch gerechtfertigt werden.

Sind allergische Reaktionen gegen kolloidales Silber bekannt?

Unserer Kenntnis nach nicht. Ich habe in den letzten 10 Jahren noch nie eine allergische Reaktion auf kolloidales Silber beobachten können und in den Facebook-Gruppen wurde auch noch kein Fall beschrieben. Ich bezweifle inzwischen sogar, dass es eine Allergie gegen Silber gibt. Alle Silberallergiker, die ich kenne (weit über 500 Personen), reagieren nur auf Silberschmuck, der immer Fremdmetalle enthält. Auch die wenigen Fälle von allergischen Reaktionen auf Silbermünzen betreffen immer Münzen mit einem hohen Nickelgehalt. Ich kenne keinen Sammler, der auf 99,99 oder gar 99,999 Münzen reagiert.

Muss eingenommenes kolloidales Silber wieder aus dem Körper ausgeschieden werden?

Nein, das ist vollkommen unsinnig. Das kolloidale Silber wird im Körper nicht eingelagert und damit auch nicht gespeichert. Es wird über die Nieren (durch einen vermehrten Harn) und über den Kot ausgeschieden. Zwischen Mitte 2005 und Ende 20012 habe ich täglich 2-mal 30 ml 25 ppm eingenommen, teilweise sogar über mehrere Monate 50 ppm. Bei 2700 Tagen mit je 60 ml 25 ppm sind das in diesem Zeitraum 4,05 g Silber. Inzwischen nehme ich nur noch 1-mal täglich 20 ml zur Krebsprophylaxe. Die Untersuchungen im Jahre 2012 haben jedoch nur marginales Silber ergeben.

Bei wem wirkt kolloidales Silber nicht?

Interessanterweise gibt es immer wieder Einzelfälle, in denen die Einnahme des standardisierten kolloidalen Silbers den Krankheitszustand nicht verbessert – auch nicht mit höherer Dosierung. Dies kann sowohl bei rheumatischen Erkrankungen als auch Entzündungen sowie bei allergischen Erkrankungen zutreffen. Warum es in diesen seltenen Fällen nicht wirkt, ist bisher nicht bekannt. Im Allgemeinen jedoch reagiert jeder Körper auf kolloidales Silber.

Worauf ist beim Kauf fertiger Silberlösungen zu achten?

Kolloidales Silber sollte möglichst frisch hergestellt sein; achten Sie daher beim Kauf mehr auf das Herstellungs- als auf das Haltbarkeitsdatum. Apotheken bieten häufig anstelle von elektrokolloidal hergestellem Silberkolloid eine Silberlösung auf der Basis von Silberpulver an, wovon abzuraten ist. Aus Silberpulver kann nie mehr ein Kolloid hergestellt werden. Fragen Sie auch, mit welchem Gerät das Silberkolloid hergestellt wurde. Im Zweifelsfall erhalten Sie bei »Lavandinum« in Stockheim oder bei »Steinkreis« in Stuttgart geeignetes Silber bzw. Silbergeneratoren (Adressen Seite 138).

Kann man kolloidales Silber selbst herstellen?

Prinzipiell ja. Mit standardisierten Geräten kann der Laie wie der professionelle Anwender eine hervorragende Qualität erzielen. Wichtig ist neben einem guten Gerät mit ausreichender Stromversorgung die Verwendung von dampfdestilliertem Wasser, reinste Silberelektroden und hygienisches Arbeiten.

Hat die Farbe der kolloidalen Silberlösung eine Auswirkung auf die Qualität der Lösung?

Kolloidales Silber ist meist eine wasserklare Flüssigkeit. Nur in seltenen Fällen verändert sich die Farbe und tritt als gelbliche, bläuliche, violette oder gar leicht bräunliche Flüssigkeit auf – trotz gleichbleibender Bedingungen bei der Herstellung. Warum einzelne Geräte diese farbigen Lösungen erzeugen, ist physikalisch-chemisch nicht nachvollziehbar.

Dass einige Firmen, die kolloidale Silberlösungen verkaufen, behaupten, je gelber die Farbe der Lösung, desto besser das kolloidale Silber, ist aus unserer Erfahrung nicht nachvollziehbar. Diese Behauptung ist schlicht falsch, die Begründungen dazu sind rein hypothetisch.

Was ist bei den Silberelektroden zu beachten?

Das Silber muss einen Mindestreinheitsgrad von 99,99% haben, und die Metalle Cadmium, Kupfer und Nickel dürfen nur unter 0,002% darin enthalten sein, damit keine Allergien ausgelöst werden können. Bei dieser Elektrodenreinheit sind vom kolloidalem Silber keinerlei Allergien zu erwarten.

Warum darf kolloidales Silber nicht mit Metallen in Kontakt kommen?

Da fast alle Metalle unedler als Silber sind, würde Metall, das mit kolloidalem Silber in Kontakt kommt, auf der Oberfläche Silber anlagern und diese Menge dem kolloidalen Silber der Lösung entziehen. Je nach Konzentration kann sich sehr schnell das gesamte Silber auf der Metalloberfläche abschlagen.

Kann kolloidales Silber in Pulverform der Lösung gleichgesetzt werden?

Nein. Silber in Pulverform ergibt, wenn es in Wasser gelöst wird, kein Kolloid. Eine gleichmäßige Durchmischung von schwebenden Silberteilchen in Wasser ist so nicht herstellbar. Die Partikel sind viel zu groß, zudem ist es extrem schwierig, Pulver genau zu dosieren: Zur Herstellung von einem Wasserglas Lösung mit 10 ppm kolloidalen Silbers benötigt man nur 1 mg Pulver. Wie will man diese Menge abwiegen?

Welches Wasser ist zur Herstellung von kolloidalem Silber geeignet?

Nur mineralfreies Wasser kann zur Herstellung von kolloidalem Silber verwendet werden. Trinkwasser enthält bis etwa 1000 ppm Salze, die das entstehende Silberkolloid chemisch verändern. Mit 1000 ppm Salzen kann man kaum 10 ppm Silberkolloid herstellen. Mineralwasser kann sogar bis 2500 ppm Salze enthalten. Ideal ist doppeldestilliertes Wasser, das unter 0,01 ppm Salz enthält; noch zulässig ist Osmosewasser, das unter 1 ppm Salze enthält.

Ist destilliertes Wasser gesundheitsgefährdend?

Im Prinzip ja, aber die gesundheitsgefährdende Menge des eingenommenen destillierten Wassers liegt außerhalb dessen, was ein vernünftiger Mensch zu sich nehmen wird. Im therapeutischen Einsatz von maximal 3-mal 200 ml täglich, zusätzlich zur normalen Nahrung, kann destilliertes Wasser nie problematisch werden. Würde dagegen während einer Fastenkur nur destilliertes Wasser getrunken, könnte dies schon nach wenigen Tagen zu schweren Problemen führen.

Kann kolloidales Silber prophylaktisch bei verschiedenen Erkrankungen vor allem zur Vorbeugung gegen Erkältung verwendet werden?

Nein, das macht keinen Sinn. Es kann zu Beginn vieler Erkrankungen rechtzeitig eingesetzt, diese kupieren, aber nicht vorbeugen.

Ist kolloidales Silber ein altes Hausmittel?

Nein, echtes kolloidales Silber ist erst seit wenigen Jahren herstellbar. Das als kolloidales Silber in den 1930er- bis 1980er-Jahren bekannte Mittel bestand aus einem organischen kolloiden Silberkomplex, es hatte absolut nichts mit dem heutigen kolloidalen Silber zu tun. Kolloidales Silber in der heutigen Form gibt es erst seit etwa 20 Jahre.

Einige Firmen behaupten, dass ihr kolloidales Silber mittels einer einzigartigen und exklusiven Technologie hergestellt wird. Ebenso dass ihr kolloidales Silber besser als das anderer Firmen ist.
Da diese Behauptung von jeder Firma gemacht wird, gibt es nur eine Konsequenz: Entweder sind alle gleich gut, oder alle gleich schlecht.

Was ist monoatomisches Silber oder monoatomisches Gold?
Eine hypothetische Vorstellung, die davon ausgeht, dass Silberatome (oder Goldatome) als Einzelatome existent sein könnten. Das im Internet vertriebene »esoterische Silber oder Gold«, wird zur geistigen Erleuchtung eingesetzt.

Die alchemische Herstellung, wobei Gold mit Salzsäure (oder Salpetersäure) und Wasserstoffperoxid (»Kaltes Feuer«) abwechselnd mit vielen Wiederholungen mit Natronlauge auf molekularer Ebene in einzelne Atome zerlegt wird, ist angeblich eine Methode, bei der sichergestellt ist, dass das Gold zu 100 % ausschließlich in einatomischer vom Körper und von den Zellmembranen zu 100 % aufnehmbarer Struktur vorliegt. Das mag für Gold theoretisch zutreffen, nicht jedoch für kolloidales Silber

Ist sogenanntes elementares Silber (als kolloidales Silber) real mehr als ein Jahr lagerbar?
Nein. Elementares Silber, das sind angeblich echte Silberpartikel, die in kleinster Form als Kugeln von 0,01 Mikrometer = 10 Nanometer, als hochkonzentrierte Dispersion vorliegen. Da diese angeblich keine elektrische Ladung haben, wäre diese kolloidale Dispersion lange lagerbar, ohne zu sedimentieren. Ein physikalischer Unsinn.

Wie kann man die Konzentration einer kolloidalen Silber-Lösung einfach messen?
Es gibt keine »einfache Möglichkeit« die Konzentration des kolloidalen Silbers festzustellen. Weder durch Messung des elektrischen Wiederstandes mit einem Messgerät, noch durch den Tyndall-Effekt, einen Lichtstrahl oder eine Geschmacksprüfung.

Zum kostengünstigen Selbstbau eines Silbergenerators

Im Internet finden sich verschiedene Anleitungen einschließlich Schaltplänen zum Selbstbau eines Silbergenerators. Das scheint auf den ersten Blick auch sehr verlockend, und mit ein bisschen Geschick müsste es eigentlich möglich sein, ein Gerät selbst zu bauen. Oft wird an den »Elektrobastler« appelliert, und der Preis eines selbstgebauten Gerätes ist natürlich überzeugend.

Ich kenne inzwischen über 60 Personen, die sich ein »Silber-Gerät« selbst gebaut haben. Ich war immer wieder erstaunt, wie wenig fundamentales medizinisches oder auch chemisches Wissen vorhanden war. Oft wurde dabei anfangs sogar von einer Batterielösung ausgegangen und dem Wasser zu Beginn des Herstellungsprozesses Salze zugesetzt, um die Leitfähigkeit der Startlösung zu garantieren.

Ich rate entschlossen davon ab, sich ein nicht standardisiertes Gerät selbst zu bauen und das daraus gewonnene kolloidale Silber

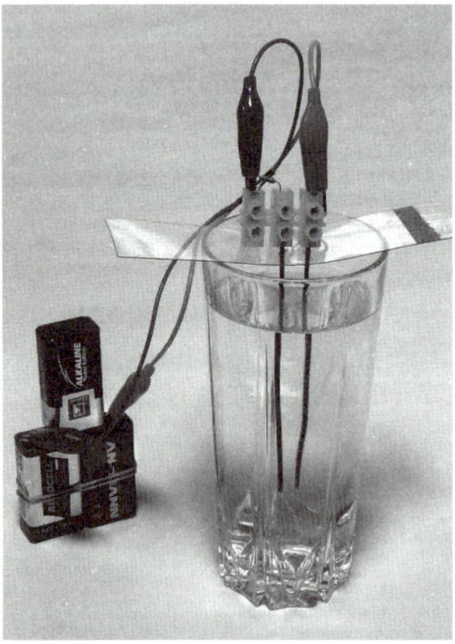

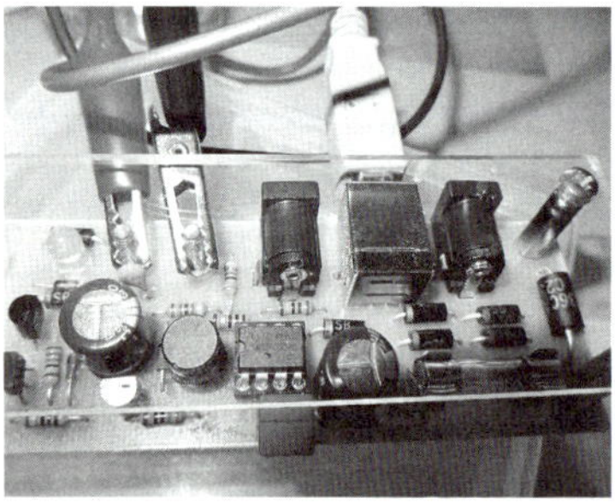

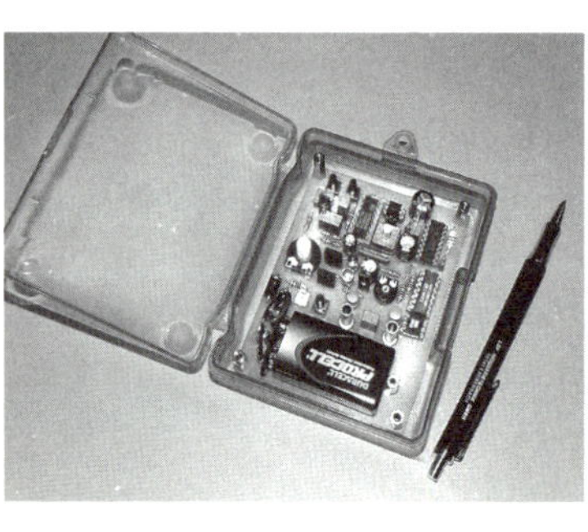

anzuwenden. Die Konzentration des kolloidalen Silbers bei selbstgebauten Geräten ist unsicher, da keine Anfangseichung erfolgt.
Aus US-Quellen werden folgende Kriterien für den Bau eines Silbergenerators genannt, die meines Erachtens teilweise jedoch nicht sinnvoll sind:

- Mit einem Rührsystem um einen Teilchenagglomerations-Effekt zu verhindern. (Nicht sinnvoll)
- Mit einer polaritätsinvertierenden Systemdynamik; das heißt gepulst. (Sinnvoll, wenn die Polumschaltung länger als 20 Sekunden ist)
- Mit einer elektronischen Intelligenz für die Verwaltung einer konstanten Stromabgabe. (Sinnvoll)
- Mit Einstellungsmöglichkeiten von 5 bis 20 ppm. (Nicht sinnvoll, da auch 50 oder 100 ppm benötigt werden)
- Mit einem automatischen Stopp, wenn die Einstellung der gewünschten ppm-Konzentration erreicht ist. (Sinnvoll)

Anders sieht es jedoch beim Nachbau eines Standardgerätes aus, das zunehmend Anhänger findet. Wenn die grundlegenden physikalischen Elemente des Silbergenerators eingehalten werden, spricht nichts dagegen.

Jedoch liegt auch hier das Problem darin, dass die Produktion des kolloidalen Silbers mit diesen Geräten nie in einem Labor überprüft wurde, man hofft einfach, dass die Bedingungen immer gleich sind und daher auch das Ergebnis identisch sein muss.

Literatur

Agricola, J.: *Chymische Medizin*, Leipzig 1638.
Appel, R.: *Chemisches Grundpraktikum*, 2. Aufl., Berlin/Heidelberg 1973.
Baranowski, Z.: *Colloidal Silver,* The Natural Antibiotic Alternative New York 1995.
Bartel, O.: *Silber, kolloidales Silber ist kein Silbernitrat.*
Bechhold, H.: *Die Kolloide in Biologie und Medizin,* Dresden 1929
Beck, R. C.: *A Few Unique Plus Taditional Uses For Silver Colloid,* C.M. 1997
Beck, R. C.: *First Aid Kit for the Future;* C.M. 1999
Beck, R. C.: *Currently Preferred Silver Colloid Making Apparatus, Means and Method,* C.M. 1997
Beck, R. C.: *Colloidal Silver – The Wonder Cure Time Fargot,* C.M. 1998
Beck, R. C.: *Colloidal Silver – The Universal Germicide.* C.M. 1998
Becker, R. O.: *The Discovery of Silver,* o.O., o.J.
Becker, Prof. Dr. R. O: *Der Funke des Lebens,* München 1994.
Bertelsmann (Hrsg.): *Das große Buch der Technik,* Gütersloh 1961.
Breckenridge, Michael: *Silver to the rescue,* o.O., o.J.
Courtenay, K. F.: *Colloidal Silver, The hidden truth,* Sidney 1997
Crookes, Henry: *Use of Colloids in Health and Disease,* o.O., o.J.
Everett, Douglas H.: *Grundzüge der Kolloidwissenschaften.* Steinkopf, Darmstadt 1992
Faber, Dr. M. P: *The Micro Silver Bullet,* 1995
Fachlexikon ABC Chemie, 2. Aufl., Frankfurt 1976.
Gienger, M.: *Die Steinheilkunde,* Saarbrücken 1995.
Gienger, M.: *Lexikon der Heilsteine,* Fulda 1997.
Gray, R.: *Das Darm-Reinigungsbuch,* München 2000.
Gurudas: *Heilung durch die Schwingung der Edelsteinelixiere,* Bd. 1, Neuhausen 1990.
Hahnemann, Ch. F.: *Reine Arzneimittellehre,* Heidelberg 1995.
Hahnemann, Ch. F.: *Die Chronischen Krankheiten,* Leipzig 1830.
Hahnemann, Ch. F.: *Apothekerlexikon,* Leipzig 1798.
Hell, E.: *Wie Farben wirken,* Frankfurt/M. 1989.
Hering: *Archiv für die homöopathische Heilkunde,* Leipzig 1893.
Hildegard von Bingen, *Physica,* 9. Buch, Augsburg 1991.
Hill, J.: *Colloidal Silver, Medical Uses;* Toxicology & Manufacture 2009.
Konrad von Megenberg, *Das Buch der Natur,* 7. Buch, Basel 1630.
Kühni, W./von Holst, W.: *Enzyklopädie der Steinheilkunde,* Aarau 2003.
Kühni, W./von Holst, W.: *Taschenlexikon der Heilsteine,* Baden 2004.
Kühni, W./von Holst, W.: *Gesund durch Heilsteine und Öle,* Baden 2005.
Kühni, W./von Holst, W.: *Naturheilverfahren bei Borreliose,* Baden 2008.
Kühni, W.: *Heilen mit dem Zeolith-Mineral: Klinoptilolith,* Aarau 2012
Last, Walter: *The Natural Way to Heal,* Charlottesville 2004
Leeser, Otto: *Mineralische Arzneistoffe,* Heidelberg 1968.

Melody: *Das Handbuch der Edelsteine und Kristalle,* München 1998.
Metcalf, M.: *Colloidal Silver*, Mansfield/Ohio, USA 2001.
Müller-Kaspar, U.: *Handbuch des Aberglaubens,* Wien 1999.
Nordberg, G: *Silver. Handbook*. Amsterdam 1986
Peters, Kristina: *Kolloidales Silber: »Zaubertrank« der Neuzeit,* 2005
Pies, J.: *Immun mit kolloidalem Silber,* 10. Aufl., Freiburg 2004.
Plotski, Thomas: *Historie des Silbers,* Merenberg 2012
Powell, Jim: *Our Mightiest Germ Fighter,* New York, 1978
Rippe, O. et al.: *Paracelsusmedizin*, Aarau 2001.
Römpp, H.: *Chemisches Lexikon,* 6. Aufl., Stuttgart 1966.
Rösler, H. J.: *Lehrbuch der Mineralogie,* 5. Aufl., Leipzig 1991.
Schauss, Alexander: *Silver and Other Colloidal Minerals,* o.O, 1997
Schiller, R.: *Atlas der Edelsteine und Metalle,* Augsburg 1994.
Schramm, Henning: *Metalle und Mineralien in der Therapie o.O.,* 1991
Selmi, Francesco: *Azione del latte sulle materie metalliche e reazioni di queste su quello: discorso letto da Francesco Selmi nell'adunanza pubblica del 21 maggio 1847 della Societa d'agricoltura di Reggio,* Modena: Antonio ed Angelo Cappelli, 1847
Searle, A.: *The Use of Colloids in Health and Disease,* C&C Comp 1919
Uyldert, M.: *Verborgene Kräfte der Metalle,* München 1984.
Weise (Hrsg.): *extraLapis Nr. 8: Gediegenes Silber,* München 1995.

Zeitschriftenaufsätze

Becker, R.O. *Silver ions in the treatment of local infections.* Becker R.O. Met Based Drugs. 1999; 6(4-5):311-314.
Daniels R. et. al.: *Alte Aktivsubstanz in neuem Gewand.* Pharmazeutische Zeitung, Ausgabe 16, 2009.
Moyasar, T.Y. et al.: *Disinfection of bacteria in water systems by using electrolytically generated copper and silver.* Can. Journal Microbiology vol 36, 1990
Müller, H.E.: *Untersuchungen zur oligodynamischen Wirkung von 17 verschiedenen Metallen auf Bacillus subtilis, Enterobacteriaceae, Legionellaceae,* Mocrococcae und Pseudomonas aeruginosa. In: Zentralblatt für Bakteriologie, Mikrobiologie und Hygiene (B). Bd. 182, Nr. 1, S. 95-101.
Powell, J.: *Our Mightiest Germ Fighter.* Science Digest, März 1974
Simonetti, N. et al.: *Electrochemical Ag+ for preservative use.* Applied and Environmental Microbiology vol 58, 12, S. 3834–3836, 1992
Slawson, R. M. et al.: *Germanium and silver resistance, accumulations, and toxicity in microorganisms.* Plasmid., vol 27, S. 72–79, 1992
Thurman, R. B. and Gerba, C.P. : *The molecular mechanisms of copper and silver ion disinfection of bacteria and viruses.* Critical Reviews in Environmental Control, vol. 18,4, S. 295, 1989

Internet

Die Suchmaschine Google verzeichnet unter dem Stichwort »Kolloidales Silber« 415 000 Seiten, unter »Colloidal silver« 4 650 000 Treffer; die meisten davon wiederholen die gleichlautenden Informationen, viele davon Fehlinformationen. Der Internetnutzer kommt ohne großen Aufwand kaum zu verlässlichen weiterführenden Informationen.

Viel problematischer jedoch sind die im Internet vorliegenden Falsch- oder Fehlinformationen, die erst nach einer kritischen Prüfung erkannt werden können.

Ebenso problematisch sind die als »wissenschaftlich« getranten Artikel, die vor der Gefahr des kolloidalen Silbers und der damit drohenden Argyrie warnen, oft mit Verdrehungen, haarsträubenden Schutzbehauptungen und reinen, bewußten Lügen.

Um im internationalen Bereich des Internets nach Informationen zu kolloidalem Silber zu suchen, finden Sie Informationen in vielen verschiedenen Sprachen z.B. unter
Französisch: Nano-argent oder nano-silver: Holländisch: Colloidaal zilver; Italienisch: Argento colloidale; Norwegisch: Kolloidalt sølv; Polnisch: Srebo koloidalne; Schwedisch: Kolloidalt silver; Spanisch: Plata coloidal; Ungarisch: Ezüstkolloid.

Empfehlenswerte Facebook-Seiten

Auf Facebook gibt es inzwischen viele Seiten und Gruppen die sich mit kolloidalem Silber beschäftigen und von sehr unterschiedlicher Qualität sind. Alle Gruppen wurden gegründet, um ihren Mitgliedern einen Informationsaustausch über kolloidales Silber zu ermöglichen. Oft sind es jedoch nur Seiten mit postings über alle möglichen alternativen Themen, die Fragestellungen zu kolloidalem Silber werden untergeordnet behandelt.

Die informativste Seiten:

Kolloidales Silber als Medizin, mit 9200 Mitgliedern (Nov. 2014), deren Anzahl etwa wöchentlich um weitere 200 Mitglieder ansteigt. Sowie: *Steve Barwick's Colloidal Silver Secrets Community und Steve Barwick's Colloidal Silver Sekrets Grop.*

Danksagung

Nachdem die Idee zu einem umfassenden »Silberbuch« und vor allem einem Praxisbuch zum kolloidalen Silber in unseren Köpfen war, erarbeiteten Walter von Holst und ich gemeinsam das Thema.

Eingeflossen sind Aufzeichnungen aus der Zeit meines Studiums an der Universität Heidelberg aus Vorlesungen von Professor Schipperges, Professor Weiß, Professor Düchting und Professor Bersching, Professor Müller-Jahnke sowie Dr. Gebhard und Dr. Wünstel, denen ich hiermit nachträglich danke.

Ich danke besonders auch meiner Frau, die mir den Rücken freihielt, mich, wo sie nur konnte, unterstützte und mir immer wieder wertvolle Hinweise gab. Ebenso verschiedenen Heilpraktikern und Ärzten, mit denen ich immer wieder die Aspekte der praktischen Anwendung diskutiert habe, sowie den inzwischen über tausend Patienten, davon allein 400 Borreliose-Patienten, die mir in den letzten Jahren ihre Erfahrungsberichte zukommen ließen.

Werner Kühni

Über die Autoren

Werner Kühni
1949 in Heidelberg geboren, Heilpraktiker und Psychotherapeut. Ausbildung in Homöopathie, in Mind-Control und Hypnose, intensive Beschäftigung mit der Aromatherapie. Heilsteinberatung und mineralogische Bestimmung. Buchautor und Ausstellungsmacher. Vortrags- und Kurstätigkeit.

Walter von Holst
1969 in Stuttgart geboren. Erforscht und praktiziert Steinheilkunde seit 1989, erschloss viele Mineralien für die Therapie. Mitbegründer und Vorstand der Steinheilkunde e.V. Stuttgart. Initiator u.a. des Forschungsprojeks Steinheilkunde, langjährige Seminar- und Vortragstätigkeit, Dozent an Heilpraktikerschulen.

Die Autoren stehen für Vorträge und Seminare zur Verfügung.

Allgemeine Fragen zu kolloidalem Silber, dessen Einsatz und Herstellung sowie Ihre persönlichen Erfahrungen mit kolloidalem Silber und weitere Anregungen richten Sie bitte an:

Werner Kühni
An der Streu 29, D-97640 Stockheim
Telefon +49 (0)9776 705157
lavandinum@gmx.de

Walter von Holst
Kornbergstraße 32, D-70176 Stuttgart
Telefon +49 (0)711 2271203
silber@steinkreis.de

Bezugsquellen

Lavandinum Heilsteine & Öle
An der Streu 29
D-97640 Stockheim
Telefon +49 (0)9776 705157
lavandinum@gmx.de

Steinkreis Mineralien & Gesundheit
Kornbergstraße 32
D-70176 Stuttgart
Telefon +49 (0)711 2271203
silber@steinkreis.de

CelMed
Jiricka 162, CZ-19000 Praha 9
Prosek
Telefon +42(0)485179502
ionic-pulser@seznam.cz

Auskunft, Beratung und Bezugsquellen der fertigen Silberlösung

Erkundigen Sie sich jeweils, mit welchem Gerät und nach welchem Verfahren die Silberlösung hergestellt wurde, und achten Sie auf das Datum der Herstellung.

Lavandinum
An der Streu 29
D-97640 Stockheim
Telefon +49 (0)9776 705157
lavandinum@gmx.de

Hans Feiersinger
Holzstrasse 60
CH-5036 Oberentfelden
Tel.: +41 (0)62 723 91 55
info@fijimex.ch

Stichwortverzeichnis

11. Auflage, 2015

© 2005
AT Verlag, Baden und München
Lektorat: Karin Breyer, Freiburg i. Br.
Fotos und Illustrationen: Nils Hoffmann, Visuelle Kommunikation, Mögglingen
Foto Seite 85: Bergbau-Akademie, Freiberg
Lithos: AZ Print, Aarau
Druck und Bindearbeiten: AZ Druck und Datentechnik, Kempten
Printed in Germany

ISBN 978-3-03800-753-1

Dieses Buch ist auch als E-Book erhältlich

www.at-verlag.ch

Bücher von Werner Kühni und Walter von Holst im AT Verlag

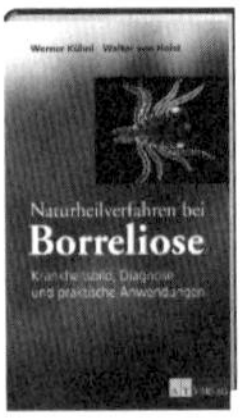

Naturheilverfahren bei Borreliose
Krankheitsbild, Diagnose und praktische Anwendungen

Als kritische Bestandesaufnahme und praktischer Ratgeber für Selbstanwender zeigt dieses Buch Alternativen zur Antibiotikabehandlung auf. Mit einer individuell abgestimmten kombinierten Therapie mit kolloidalem Silber und Klinoptilolith, Pflanzenauszügen, homöopathischen Mitteln und Heilsteinanwendungen.

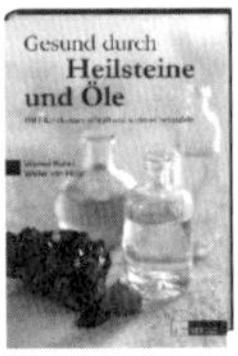

Gesund durch Heilsteine und Öle
180 Erkrankungen schnell und wirksam behandeln

Die Steinheilkunde verbindet sich ideal mit der Aromatherapie. Heilsteine wirken langfristig und auf der energetischen Ebene, ätherische Öle haben eine unmittelbare physiologische Wirkung. So eröffnet sich auch medizinischen Laien die Möglichkeit einer schnell erlernbaren wirksamen und unbedenklichen Behandlungsmethode für den alltäglichen Gebrauch.

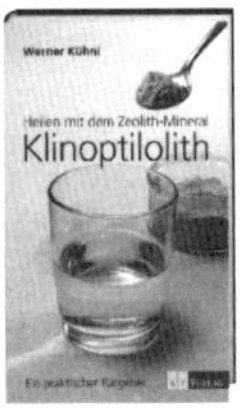

Heilen mit dem Zeolith-Mineral Klinoptilolith*
Ein praktischer Ratgeber

Ein praxisnahes Buch für Laien und Fachleute, das die Wirkungsweise und Therapiemöglichkeiten des Multitalents Klinoptilolith beschreibt. Klinoptilolith entgiftet, wirkt auf das Immunsystem ein, verbessert die Verträglichkeit anderer Medikamente und mildert die Nebenwirkungen der Chemotherapie.

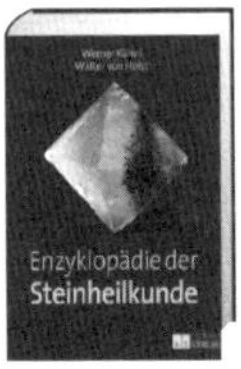

Enzyklopädie der Steinheilkunde
Das derzeit umfassendste Werk zur Steinheilkunde beschreibt fundiert auf 580 Seiten und illustriert mit über 900 farbigen Abbildungen alle bekannten therapeutisch relevanten Heilsteine. Zusätzlich sind ihre Beziehungen zu anderen Methoden wie Astrologie, Bachblüten, Chakrabehandlung, Homöopathie und Feng Shui berücksichtigt.

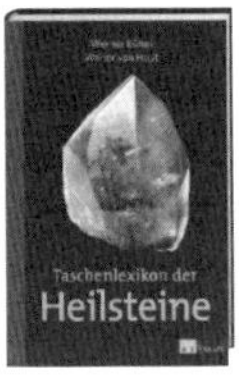

Taschenlexikon der Heilsteine*
Der schnelle Einstieg in die Welt der Heilsteine. Über 500 Mineralien und Farbvarietäten in Farbfotos und mit knapper, prägnanter Beschreibung der wichtigsten körperlichen und seelischen Indikationen. Praktische Symbole zeigen auf einen Blick die geeigneten Anwendungsarten und die optimalen Pflegemethoden.

* Auch als E-Book erhältlich.

AT Verlag
Bahnhofstraße 41, CH-5000 Aarau
Telefon +41 (0)58 200 44 00
info@at-verlag.ch, www.at-verlag.ch